名市大ブックス 2

コロナ時代をどう生きるか

名古屋市立大学 編

新型ウイルス感染症に打ち勝つ医療と社会

名古屋市立大学　学長　郡　健二郎

名古屋市立大学（名市大）は、２０２０年に開学70周年を迎えることを記念し、「名市大ブックス」シリーズを発刊しました。第１弾として発行したのが、シリーズ第1巻「人生１００年時代、健康長寿への14の提言」と、いま手に取っていただいている本書の２冊です。

皆さまからのご意見をもとに、愛される「名市大ブックス」にしてまいります。温かいご理解とご支援をお願い申し上げます。

今回、「名市大ブックス」シリーズを上梓した理由は、開学記念出版のほかにもうひとつあります。それは、新型ウイルス感染症のために、名市大がこれまで精力的に行ってきた市民への講演ができなくなったことで、書籍という形で「すべての人に健康と福祉を」提供するべく、本シリーズを企画しました。

本書のテーマは、「新型ウイルス感染症に打ち勝つ医療と社会」

です。

世界中がパンデミック感染症で甚大な被害を受けており、1日も早い終息を願うばかりです。

名市大でも、感染症対策に多くの時間と労力を費やしています。たとえば、学生教育においては、知識を学ぶだけでなく、人とのふれあいが大切であるとの観点から、オンラインと対面式のハイブリッド型の講義をしています。実習や課外活動も、感染防止に最大限留意しながら、必要最低限の範囲で行なっています。

このように、きめ細やかな教育や学生指導ができるのは、名市大と名古屋市立東部医療センターの感染症チームからのアドバイスがあるからで、身近に専門家がいることに感謝しています。


本書は、これらの感染症チームによる記事で埋める予定でした。しかし、医師たちは日夜感染症対応に追われており、一部の内容は次巻以降に掲載します。

本書では、名古屋市で発生した新型ウイルス感染症患者の約30％を治療している東部医療センターの活躍を、村上病院長が紹介しています。私も、同センターの医療現場を、「学長メッセージ」として学生向けにYouTubeで配信しました。同時に、本学における「救急医療」の現状と、将来計画についても配信しています。ぜひ見てください。

新型ウイルス感染症により、全国の病院は大きく影響を受けています。経営の悪化、院内感染の危惧、患者さんが受診を控えることなどです。最も重要な影響は、がんや心筋梗塞などの生命に関わる病気に対しても、治療制限や手術延期が余儀なくされていることです。

救急医学の3名の教授がくわしく書いていますが、「救急医療」への影響も甚大です。ウイルス感染症が長期化する中、ストレスや孤独などによる「不安」への対策についても取り上げています。

さらに、タバコの被害、咳ぜんそく、胃食道逆流症、口腔ケア、骨の話、肥満、尿路結石、食育など、身近な病気に対しても、予防や治療をわかりやすく書いています。

巣ごもりが続く中、自宅で手軽に健康や医療の知識を得たい、というニーズをお聞きします。職場やご家庭でこの「名市大ブックス」をご愛読いただき、皆さまのニーズに多少なりともお応えできればと存じます。

目次
Contents

新型ウイルス感染症に打ち勝つ医療と社会　名古屋市立大学　学長　郡 健二郎　3

withコロナ時代の救急医療・災害医療　医学研究科先進急性期医療学　教授　笹野 寛　災害医療センター　センター長　山岸 庸太　8

災害時に注意が必要な感染症　医学研究科先進急性期医療学　教授　松嶋 麻子　18

1次救命処置 ～命はその場のあなたが救う！～　医学研究科先進急性期医療学　教授　服部 友紀　30

名古屋市立東部医療センターにおける新型コロナウイルス対策
―闘いと困惑の日々　名古屋市立大学　名誉教授／名古屋市立東部医療センター　病院長　村上 信五　40

不安について知ろう！ ～危険を知らせてくれるアラームとのつきあい方～　医学研究科精神・認知・行動医学　助教　今井 理紗　50

タバコによる健康被害 禁煙が自分と大切な人を守ります　医学研究科地域医療教育研究センター　教授／蒲郡市民病院呼吸器科特別診療科　部長　小栗 鉄也　62

長引く咳にご用心！ 咳ぜんそくってどんな病気？　医学研究科呼吸器・免疫アレルギー内科学　教授　新実 彰男　74

胃食道逆流症とバレット食道がん　医学研究科消化器・代謝内科学　教授　片岡 洋望　84
口腔ケアと全身の病気への影響　医学研究科口腔外科学　教授　渋谷 恭之　92
生殖医療と妊娠適齢期　医学研究科産科婦人科学　教授　杉浦 真弓　102
肥満を科学する ～かくれ肥満症から高度肥満症まで～　医学研究科消化器・代謝内科学　准教授　田中 智洋　112
激痛が！ 尿路結石の治療と健康生活へのカラダづくり　医学研究科腎・泌尿器科学　教授　安井 孝周　124
骨のお話 ～「生涯現役」その思い、骨まで伝わっていますか？　名古屋市立大学医学部　臨床教授／三重北医療センターいなべ総合病院　院長　相田 直隆　134
健康を支える食育 日本人の身体にあった食の選び方　看護学研究科がん看護・慢性看護学　准教授　小田嶋 裕輝　144

コラム
「もしも」に備える名市大病院へ　17
コロナでこんな掲示が話題に　39
開学70周年、積み重ねられた歴史とレンガ　73

執筆者プロフィール　154
大学案内　157
大学病院案内　158

withコロナ時代の救急医療・災害医療

医学研究科先進急性期医療学　教授　笹野 寛
災害医療センター　センター長　山岸 庸太

心肺蘇生や人工呼吸を行う救急救命は、新型コロナウイルスの感染対策が難しい分野です。現場では、コロナ対策をどのようにしているのでしょうか？

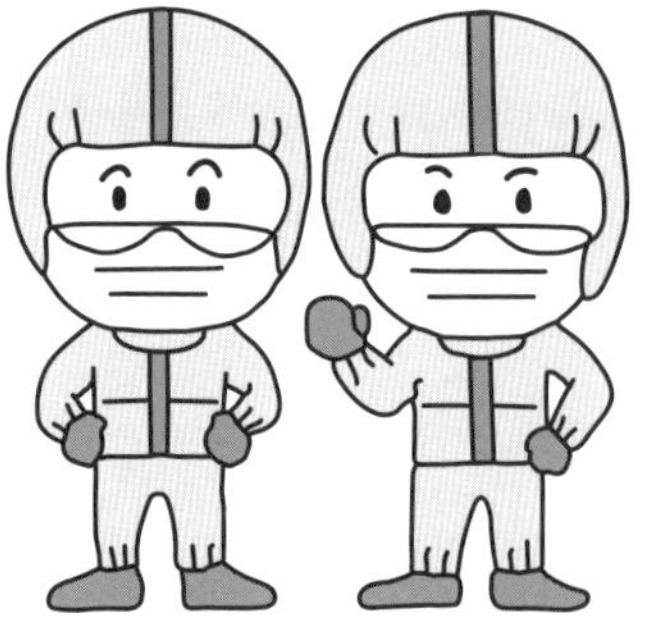

コロナで新たな対応が求められる医療現場

この原稿を書いている2020年8月終わり、全世界の新型コロナウイルス感染症（COVID-19）の感染者は2400万人を超え死者は80万人を上回りました。世界的な感染拡大は続いています。多くの人々の努力・協力で、名古屋地域の感染状況は、大都市としては比較的落ち着いていますが、今後、呼吸器感染症が増える秋期・冬期にどのように対応するかは、大きな問題です。

新型コロナウイルス出現以前の世の中にはもう戻らないといわれ、「withコロナ」（新型コロナウイルスとの共生）を考えた社会を作ることが大切であるとされます。われわれ医療従事者も、ワクチンや治療薬が開発され、一般的に使

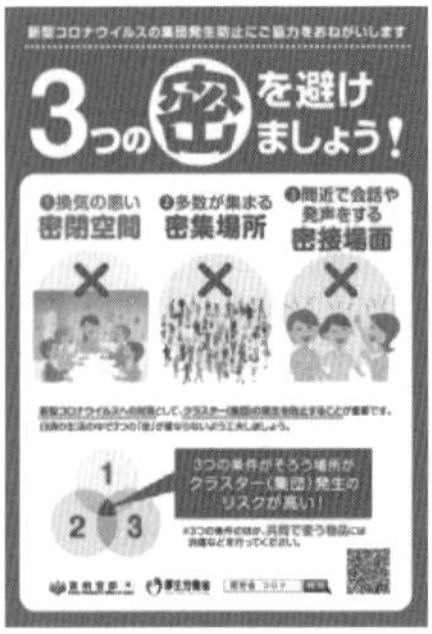
3つの密を避けましょう！
①換気の悪い密閉空間
②多数が集まる密集場所
③間近で会話や発声をする密接場面

図表1
厚生労働省の
新型コロナ感染対策のための
3密ポスター

用できるようになるまでは、新型コロナウイルスが周囲に存在することを前提とした、withコロナ時代の新しい医療を行わなければなりません。

この記事では、私たちの専門分野である救急医療・災害医療の観点から述べていきます。

救急外来での感染防止対策

新型コロナウイルスの集団発生を避けるためには、皆さんご存じのように3つの密を避けることが大切ですが、救急診療ではたいへん困難です。その対策のひとつとして、下のような張り紙を救急外来の待合室に掲示し、訪れる患者さんや家族の皆さんに対応していただいています。

医療崩壊を防ぐには、院内感染によって病院がクラスター（集団）発生源にならないことが大切です。患者さんは、自身が新型コロナ感染症にかかっているかどうかわかりません。体調不良を理由に、救急搬送されてきたり、時間外外来を受診されたりします。

現在、救急外来の医療スタッフは、すべての患者さんと付き添いの方に対し、新型コロナウイルス感染症を疑って対応して

救急外来を受診する患者さんと付添の方々へ

救急外来では、すべての患者さんと付き添いの方々に対し、新型コロナウイルスの感染を疑って対応します。

以下について、ご理解とご協力をお願い致します。

- 医療従事者は、患者さんの状態に応じて、手袋・マスク・エプロン（ガウン）・ゴーグル・帽子を装着して診療します。
- 患者さんの状態により、診察中も必要な隔離を行います。
- 患者さんにはマスクを着用して頂きます。
- 待合室では、マスクを着用の上、2m以上離れてお待ちください。
- 待合室以外（自家用車など）で待機したい方は、スタッフにお知らせ下さい。
- 病院に出入りされる際には、石鹸での手洗いまたはアルコールによる手指消毒をして下さい。

患者さんおよび付き添いの方々、医療従事者を感染から守るためにご協力をお願い致します。

います。発熱・呼吸器症状などがある場合は、手袋・マスク・エプロン（ガウン）・ゴーグル・帽子を装着して診療し、患者さんにはマスクを着用してもらいます。そのうえで、診察中も必要な隔離を行っています。個室での診療を前提に、個室が準備できない場合には、患者さんを隔離用シートで覆うなどして対応し、周囲へのエアロゾル[※1]の拡散を防ぐ院内感染防止対策を行っています。

救命処置をするときのコロナ対策

院内でのエアロゾル発生を減らすには、以下のような治療処置をできるだけ避けるべきとされています。

①心肺蘇生（心停止の患者さんの心拍再開をさせる治療）
②用手換気（呼吸ができない患者さんにバッグバルブマスクで呼吸させること）
③気管挿管（気管に口などから呼吸をするための管を入れること）
④非侵襲的陽圧人工呼吸（おわん型のマスクを口と鼻に当て、酸素投与すること）
⑤吸入療法（狭くなっている気管支を拡張させるため、霧状になった薬を吸入すること）
⑥気管支鏡検査（内視鏡を使って気管の奥の検査をすること）
⑦誘発採痰（検査などの目的で咳をさせ痰を取ること）

ところがこれらは、救急外来で重症患者さんの命を守るため、遅滞なく取らな

※1　エアロゾル
空気中に浮遊する、直径が0.001μmから100μmの粒子のこと。飛沫感染を生じる5μm以上の飛沫、空気感染を生じる4μm以下の飛沫核の両方を合わせたものと理解されることが多い。

新型コロナ感染症の主要感染経路は飛沫感染で、次いで飛び散った飛沫を手で触れての接触感染であるとされ、空気感染などは起きないと考えられている。咳やくしゃみとともに放出される大きな粒子は、短い距離しか飛ばず、短時間で床に落ちるが、小さくなった粒子は長時間空気中に留まり続け、部屋中に広がって感染源となる。医療現場では小さな飛沫核を含めたエアロゾル対策も必要とされる。

ければならない、きわめて重要な処置です。つまり、救急外来は新型コロナウイルス感染症の感染防止対策を行うにはたいへん不向きな場所。そして、院内感染のクラスター（集団）が発生しやすい場所といえます。

避けるべきとされる治療処置のうち、①〜⑤は、心停止時や心臓が原因で急に呼吸が苦しくなったときの救急処置に用います。このような場合には、感染予防対策として陰圧個室[※2]で治療することが多いのですが、いつも個室を準備できるとは限りません。

特に④の非侵襲的陽圧人工呼吸は、近年、心不全や呼吸不全で呼吸困難を感じる患者さんに対し、気管内挿管をせずにできる治療となっていました。しかし、2003年にSARSの感染症が問題になった際、エアロゾルを生じる処置として注意するよう指摘され、その後の対策が遅れていたといえます。

流行開始当初は、救命のためのこれらの処置をどうするか、が大きな課題でした。現在では次善の策として、空気清浄機とともに隔離用シートを用いながら対応しています（写真1）。

これらの感染防止対策のもと、発熱・呼吸器症状があり、入院の必要な患者さんには、積極的に胸部CT撮影を行っています。

肺炎があることが見てとれれば、PCR検査を行います。ただし現時点では、結果が判明するのは検査提出日の夕方で、入院から早くとも半日以上経ってから。

※2 陰圧個室
室内の空気や空気感染する可能性のある細菌が外部に流出しないように、気圧を低くしてある病室。

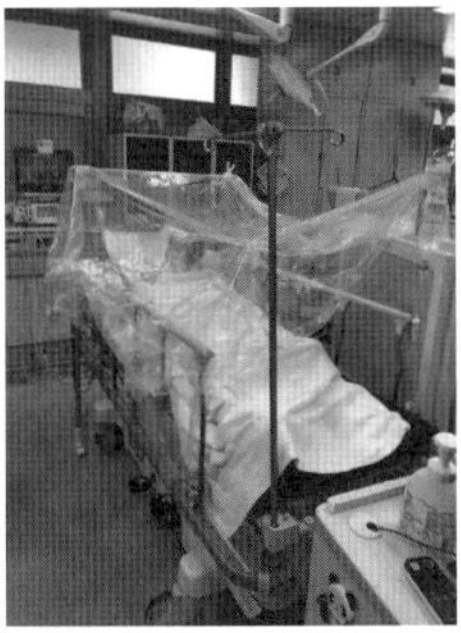

写真1
新型コロナ感染症の疑いの救急患者さんに対するエアロゾル拡散防止のための隔離用シートと空気清浄機の利用

新型コロナウイルス感染症の患者さん、もしくはその疑いのある方にはまず、専用病棟へ入っていただきます。

PCR検査で陰性と判明しても、偽陰性率[※3]が3割程度あります。呼吸器内科専門医の判断のもと、さらなる検査を追加するなど、新型コロナウイルス感染症ではないと判断できた場合のみ、専用病棟から一般病棟へ移動します。

※3　**偽陰性率**
本当は感染しているのに検査上は感染していないという結果が出る割合。

病院外での救急処置の変化

病院に救急車で搬送する救急隊員の行う処置にも、大きな影響があります。隊員には、N95マスクなど、個人感染防護具を確実に装着することが求められます。さらに、患者さん（傷病者）のエアロゾル発生を減らすため、マスクをしてもらったり、バッグバルブマスクで換気する場合は、通常は使用しないフィルターをつけて呼気のエアロゾルを拡散させないようにしたりと、多くの感染対策を行っています。

市民による心肺蘇生にも、変化が出ています。昨今、突然心肺停止になった人に、一般の人が自動除細動器（AED）を用いた心肺蘇生処置をすることが認知され、AEDが広く設置されています。

しかし厚生労働省は、今年5月、新たな指針を発表しました。新型コロナウイルスが流行している期間はすべての傷病者に感染の疑いがあるものとし、

・成人には人工呼吸を行わない
・反応を確認する際には顔を近づけすぎない
・心臓マッサージの前に鼻と口にマスクやハンカチなどをかぶせる

など、傷病者の呼気を浴びないよう注意する必要があるとしています。傷病者の口元から、新型コロナウイルスを含むエアロゾルが発生するかもしれないと考える必要があるからです。

子どもの蘇生処置では、救命のために人工呼吸がとても重要です。写真2のバッグバルブマスクは、医療者以外が使用することを想定していませんが、今後は医療者以外の学校関係者、あるいは訓練を受けた一般市民が使用することも検討する必要があるでしょう。

withコロナ時代の災害医療・災害対策

withコロナ時代には、病院での災害対応も変化を余儀なくされます。3密を避け、エアロゾルの発生を抑えながらの診療が必須となるので、災害時の診療スペースの確保などが今後の大きな課題です。

名市大病院には、災害拠点病院として災害派遣医療チーム（DMAT）が配置され、災害時も役割を果たしています。

DMATは「災害急性期に活動できる機動性を持った、トレーニングを受けた

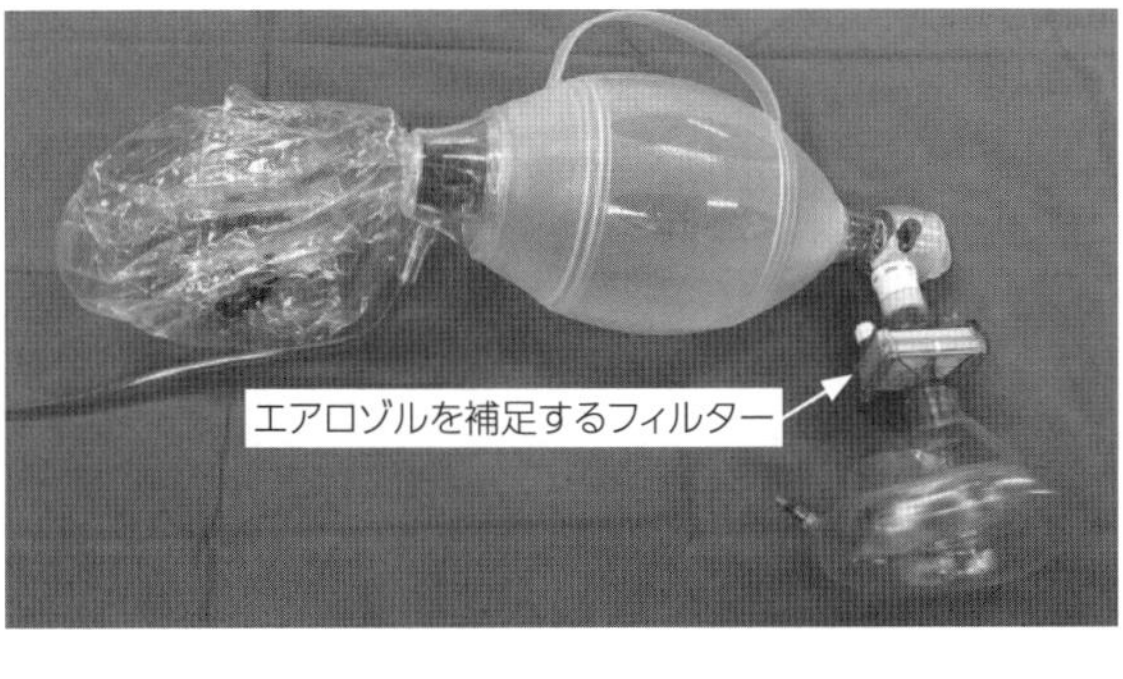

写真2
人工呼吸するためのバッグバルブマスクにフィルターを取りつけてエアロゾルを補足して拡散しないようにする

医療チーム」と定義され、医師、看護師、業務調整員（医師・看護師以外の医療職及び事務職員）で構成されています。大規模災害や多傷病者が発生した事故などの現場へ、おおむね48時間以内に駆けつけることのできる、専門的な訓練を受けた医療チームです。

１９９５年に起きた阪神淡路大震災では、組織的な災害医療対応ができず、初期医療体制に遅れが生じました。その結果、約５００名が「避けられた災害死」[※4]で亡くなったとされました。その反省から生まれたのが、ＤＭＡＴです。

ＤＭＡＴは、遠方の被災地への派遣支援を任務とするのはもちろん、この地域が被災した際には、負傷者を受け入れ、重傷者を被災地外病院へ搬送するなどします。当院からは、２０１９年秋の台風被害時に、栃木県に災害本部支援として派遣、20年の2月に新型コロナウイルス感染者の発生した横浜港に停泊したダイヤモンド・プリンセス号での業務へ派遣、同年7月、熊本県での水害対応へ派遣したりしています。

避難所運営も「防ぎ得た災害健康被害の低減」を目的としたＤＭＡＴの任務のひとつで、そのあり方も現在、大きく変わりつつあります。たとえば段ボールなどによる仕切りの対策や、体育館だけではなく、学校の特別教室も利用した避難所運営の計画が始まっています。

避難については、20年5月、「災害によって危険がさし迫り、避難が強く求められる状況では、できるだけ3密を避けつつ、命を守る最終手段として、避難所

※4　避けられた災害死
平時の救急医療レベルの医療が提供されていれば救命できたと考えられる災害死。

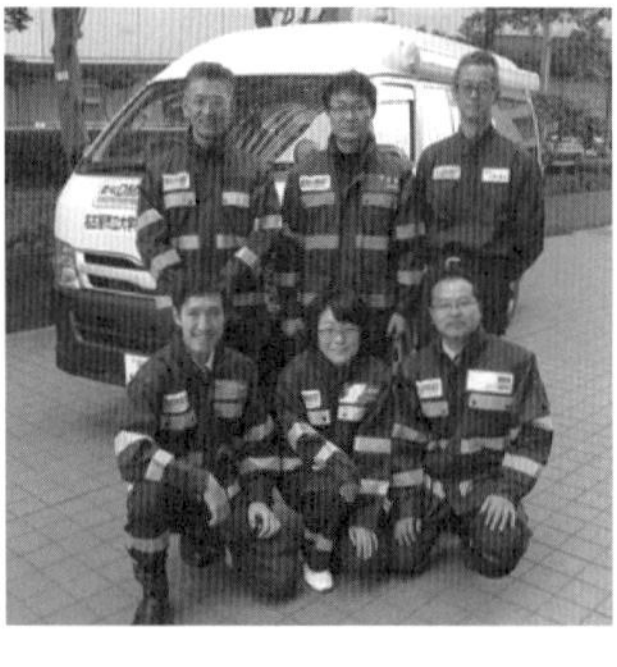

写真3
DMATのメンバー。DMATは Disaster Medical Assistance Teamの略

への避難を躊躇《ちゅうちょ》なく選択してください」と日本災害情報学会が呼びかけています。

その一方で、避難所以外への分散避難も提言しています。たとえばホテルなどへの避難も、選択肢のひとつ。自宅が頑丈な建物の高層階だったり、危険な区域でなかったりと安全が確保されている場合には、自宅に留まることも勧められます。

そのためには、ハザードマップや防災マップなどで、避難場所（自宅や避難所）の安全性をあらかじめ確認しておくことが重要です。自分の避難所を調べている人は多いと思いますが、親戚や知人宅などについても確認してみてはいかがでしょうか。

なお、指定避難所には必要最低限の物資しか配備されていないので、避難する際にはできるだけ、体温計、マスク、アルコール消毒液も持参することが勧められています。今後、試行錯誤されながら、新型コロナウイルス感染症の流行度に沿った対応が定着してくると思います。

withコロナ時代　名市大病院のこれから

幸運なことに、現在のところ当院では、新型肺炎の院内感染が発生していません。これは、病院執行部のリーダーシップのもと、感染制御室をはじめとする関係部署の、昼夜を問わない活動のおかげと感謝しています。

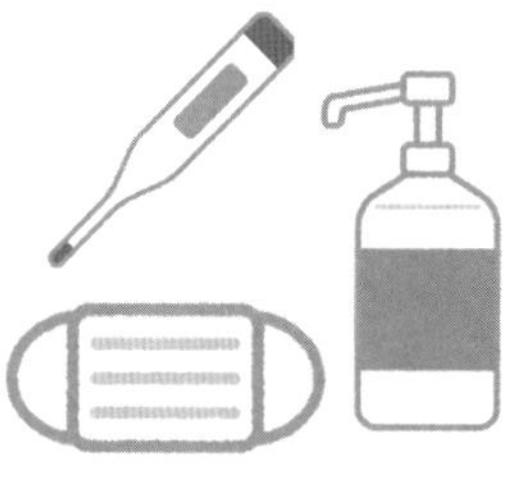

医師、看護師、薬剤師、放射線技師、検査技師、事務職をはじめ、すべての病院関係者の使命感に基づく献身的な働きを、チームの一員として誇りに思います。今後も一丸となってｗｉｔｈコロナ時代の救急医療・災害医療を行っていきたいと思います。

ｗｉｔｈコロナ時代には、しばらく医療の状況も日々変化します。病院にかかることもかえって心配だと感じることもあると思います。

かかりつけ医との相談はもちろん重要ですが、お住まいの地域の帰国者・接触者相談センターに問い合わせるのもよいでしょう。子どもの急病の場合には、保護者向けの小児救急電話相談をぜひ利用してください。

新型コロナウイルス接触確認アプリ（ＣＯＣＯＡ）などを利用して積極的に情報を得ることもお勧めいたします。

２０２５年に当院は、救急災害棟を新たに作り上げる予定です。地域の救急医療・災害医療を充実させることを目指しています。コロナ以前では考えつかなかったｗｉｔｈコロナ時代の感染対策にも優れた病院機能を備える予定です。

小児救急電話相談

短縮電話番号 ＃8000

※短縮番号が使えない場合の
電話番号は 052-962-9900

コラム
Column 1

「もしも」に備える名市大病院へ

大学事務局　宅見 洋祐

名市大病院は地域医療に貢献するため、「万が一」や「もしも」への備えに力を入れています。救急車での搬送が必要な重症患者への救急医療や、大きな災害が発生した際の被災者への災害医療。これらのような緊急事態において、市民の命を救う最後の砦となることは、名市大病院が担う大きな役割のひとつです。

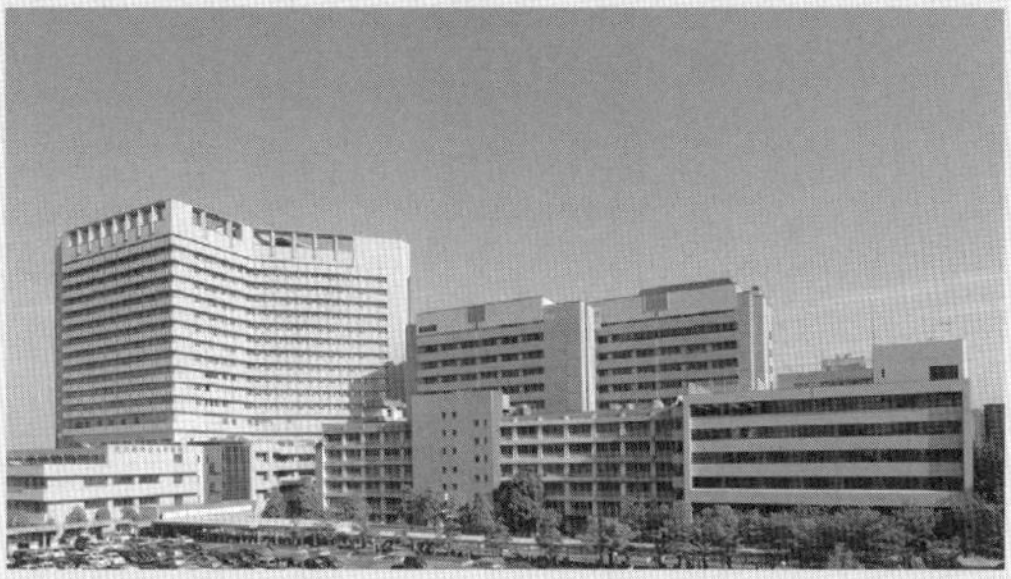

現在の名市大病院

名市大病院では、救命救急センターを設置し、2014年度は4名だった救急医を20年度には8名まで増員。13年度は3,236名だった救急車での受け入れ患者数も、19年度には6,668名まで増加しています。

さらなる取り組みとして、25年度、名市大病院の敷地内に「救急・災害医療センター」の新設を計画。同センターは、今後も増加が見込まれる救急搬送へ対応した救命救急の拡充、日を追うごとに発生の可能性が高まっている南海トラフ巨大地震などの災害時医療への対応、シミュレーションセンターを中心とした医療人の育成といった、みなさんの安心・安全を守る施設となる予定です。

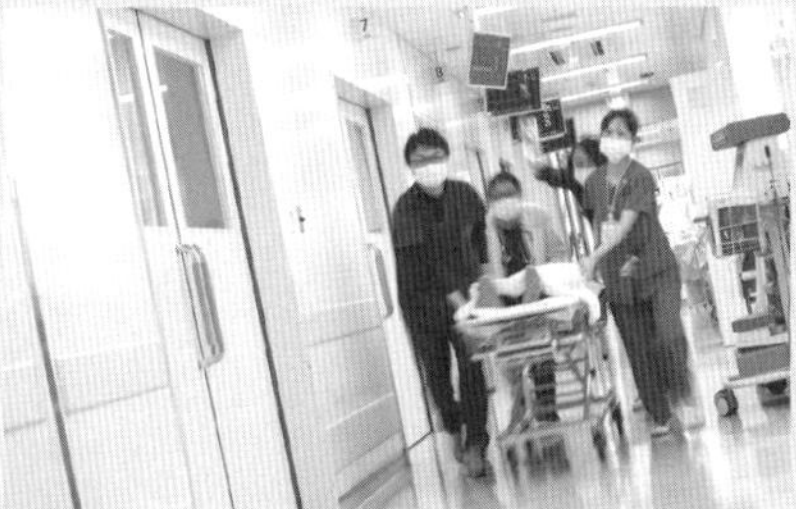

名市大病院の救急医療

この先、何が起こるかは誰にもわかりません。何も起こらないかもしれません。それでも、どこかの誰かの「もしも」のために、名市大病院は備えを続けています。

災害時に注意が必要な感染症

医学研究科先進急性期医療学　教授　松嶋　麻子

近年、日本では大雨や台風、地震による災害が毎年のように発生。2020年はさらに新型コロナウイルスの感染拡大があり、災害時の感染症対策に注目が集まっています。災害時に注意が必要な感染症について、避難中から避難所、さらには救助やボランティア作業で気をつけることについてお話しします。

災害時には感染症が発生！

2011年の東日本大震災では、4月から8月の4カ月間に、岩手県内の避難所で約2千件の急性呼吸器症候群（風邪、気管支炎、肺炎など）、約340件の急性胃腸症候群（嘔吐《おうと》・下痢症など）が発生。宮城県内では7件の破傷風が発生したと、国立感染症研究所が報告しています。災害時には調査を行う保健所も被災していることが多く、報告数は氷山の一角といわれています。

18年の西日本豪雨災害では、河川の氾濫により200人を超える住民が亡くな

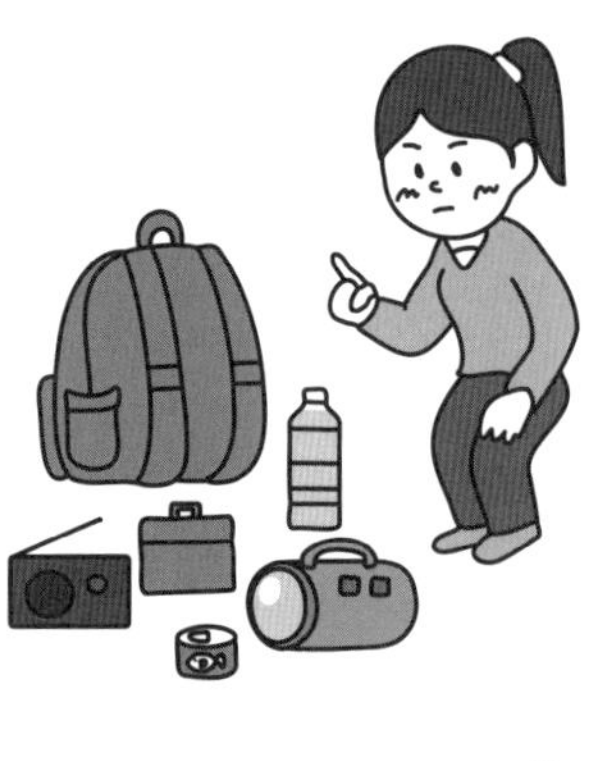

りましたが、避難生活のストレスや復旧作業中の体調悪化などで少なくとも53人が亡くなり、「災害関連死亡」と認定されています。感染症をきっかけに体調を崩す人も多く、災害関連死亡を防ぐためにも、感染症の予防と対策が重要です。本稿では、災害時に注意が必要な感染症を紹介していきます。

接触・飛沫《ひまつ》による感染症（インフルエンザ、新型コロナウイルス感染症）

インフルエンザウイルスや新型コロナウイルスは、感染者が出す飛沫から周囲に感染します。通常、咳やくしゃみで出た飛沫は1～2mで床に落下しますが、新型コロナウイルスでは、一部の小さい飛沫が数時間にわたり空気中を漂う、という報告もあります。

多くの人が集まる避難所では

①ウイルスを含む飛沫を直接吸い込むことによる感染

②飛沫が付着したドアノブや手すりなどを触り、その手で口や鼻を触ることによる感染

③床に落下した飛沫が乾燥して舞い上がり、その粉塵《ふんじん》を吸い込むことによる感染

が生じます。

インフルエンザは、感染すると1、2日で高熱や関節痛などの症状が現れます。高齢者では、重篤な肺炎で死亡する場合もあります。ワクチン接種により、発症しても症状を軽く済ませることができるため、毎年のワクチン接種が勧められます。

新型コロナウイルスについては、無症状や軽度の症状で経過する人が多いのが特徴ですが、無症状の間にも飛沫には多くのウイルスが排出されるため、知らない間に感染が広まることが問題となっています。未だ有効なワクチンや治療薬はなく、高齢者や基礎疾患がある人では、重症肺炎や多臓器不全により死亡する人もいるため、手洗いやマスクによる感染予防が重要です。

食事を介した感染症（食中毒）

災害で断水や停電が発生すると、食品や食器を洗ったり、衛生的に保存したりすることが難しくなり、食中毒が発生しやすくなります。井戸水を使用する場合にも、大腸菌やカンピロバクターなどの細菌感染を考え、十分に加熱して使用する必要があります。

食中毒を起こす細菌の中には、熱に強い芽胞《がほう》[※1]を作るボツリヌス菌やセレウス菌があります。これらは作り置きのカレーやシチューの中で増殖して食中毒を発生させるため、災害時には作り置きをして室温で保存することは厳禁です。

※1　芽胞
一部の細菌がつくる熱や薬剤、乾燥に強い特殊な細胞構造。長期間休眠することも可能で、増殖に適した環境になると、発芽してもとの細菌に戻る。

冬場には、激しい胃腸炎を引き起こすノロウイルスに注意が必要です。ノロウイルスはウイルスが付着した食品だけでなく、感染者の嘔吐物や排せつ物を処理した後に舞い上がるほこりにも、多く含まれます。避難所で嘔吐物や排せつ物の処理をする場合は、マスクと使い捨ての手袋を着用して、ペーパータオルなどで静かに拭き取り、塩素消毒の後、水拭きをしてください。拭き取った嘔吐物や手袋などはビニール袋に入れて密閉して廃棄します。廃棄した後は、丁寧に手を洗うことも重要です。

ケガに伴う感染症（ガス壊疽《えそ》と破傷風）

避難や救助、片づけ作業中のケガに、土壌中のガス壊疽菌群や破傷風菌が感染することがあります。病院では通常、土壌で汚れてしまった傷を洗浄し、抗菌剤や破傷風ワクチンを投与して感染症を予防します。

そのような処置が行われない場合、ガス壊疽菌群の感染で、四肢が壊死して切断することになったり、多臓器不全・敗血症を発症したりして、命に関わることがあります。また、ケガをした数日から数カ月後に、開口障害や呼吸不全を伴う破傷風を発症し、死に至ることもあります。

破傷風はワクチンで予防できますが、ワクチンの効果は約10年で弱まります。災害時に限らず、趣味で庭仕事や日曜大工をする方は、ケガによる破傷風を予防

食中毒を起こさないために

- **避難所等で出された食事は、すぐに食べましょう。**
  ※時間が経ち過ぎたら、思い切って捨てましょう。
- **調理や配付、食事の前には、よく手を洗いましょう。水が十分に確保できない場合には、ウェットティッシュなどを活用しましょう。**
- **下痢、発熱、手指に傷がある方は、食品の調理や配付を行わないようにしましょう。**

図表1
食中毒予防を喚起する厚労省ポスター（抜粋）

するため、10年ごとにワクチン接種を受けることをお勧めします。

昆虫による感染症（日本脳炎と重症熱性血小板減少症候群（SFTS））

日本脳炎は、豚に感染した日本脳炎ウイルスを、小型アカイエカが媒介し、人に感染して発症する病気です。西日本を中心に広い範囲で、豚が日本脳炎ウイルスに感染していることがわかっています。豚が飼育されている地域では、蚊に刺されないよう注意が必要です。

日本脳炎を発症すると、発熱や意識障害が起き、４割の人が亡くなるという報告もあります。日本では子どもの頃のワクチン接種により、発症する人がほとんどいなくなったと考えられてきましたが、近年、60歳以上を中心に、毎年数名の発症者が報告されています。日本脳炎ワクチンの効果は30歳以降で弱くなるため、豚を飼育している地域では、再度、ワクチンを接種することも勧められます。

「重症熱性血小板減少症候群（ＳＦＴＳ）」は、マダニが媒介するウイルスによる感染症です。発熱や嘔吐・下痢のほか、意識障害、皮下出血、肝障害など多彩な症状が出ます。死亡率は30％に及ぶと報告されていますが、有効なワクチンや治療法はまだありません。

マダニは家ダニと異なり、草むらややぶの中に生息しています。土砂崩れの現

写真1　マダニ

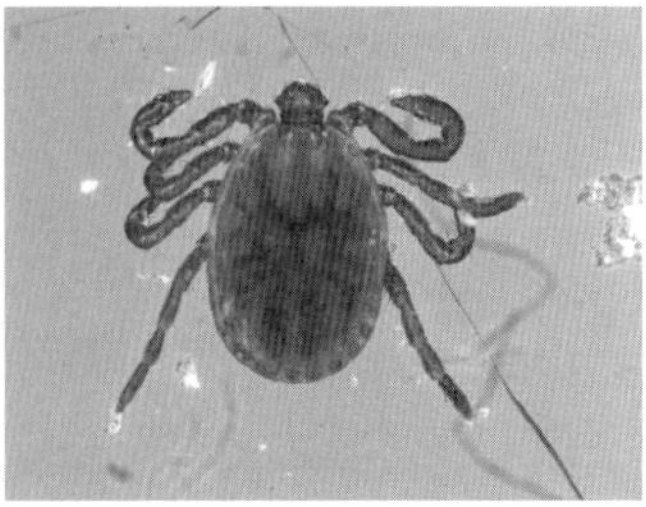

（国立感染研究所より）

場で救助や片づけ作業を行った際、衣服や靴に付着することがあります。また、イヌやネコなどのペット動物に屋外で寄生することも多いといわれています。マダニは吸血すると1㎝ほどに膨らみますが、吸血前は3㎜ほどと小さく、吸血とともにウイルスを注入されるときには痛みもないので、ほとんど気づかれません。草むらややぶの近くで作業した後は、衣服や靴をチェックすること、避難所では動物との接触を避けることが重要です。

汚水や土壌による感染症（レプトスピラ症、レジオネラ症）

レプトスピラは細菌の一種で、感染したネズミやイヌ、牛や豚などの家畜の尿から土壌に排せつされます。人に感染すると、発熱や腹痛、肝不全を発症し、適切な治療が行われなければ死亡する感染症です。

レジオネラも土壌や下水に含まれる細菌の一種で、人に感染した場合は、発熱や重篤な肺炎、多臓器不全を発症し、命に関わる場合があります。

大雨や河川の氾濫による洪水では、川の水と同時に、生活排水や下水が市街地にあふれます。この汚水には、レプトスピラやレジオネラなどの細菌が含まれており、おぼれて汚水を吸い込んだ場合や、汚水が乾き舞い上がったほこりを吸いこんだ場合、容易に感染します。レプトスピラは傷口からも感染することが知られており、汚水の中を歩いたり、素手で作業したりした際には、ケガをしないよ

図表2　土壌からの感染予防を呼びかける厚労省ポスター（抜粋）

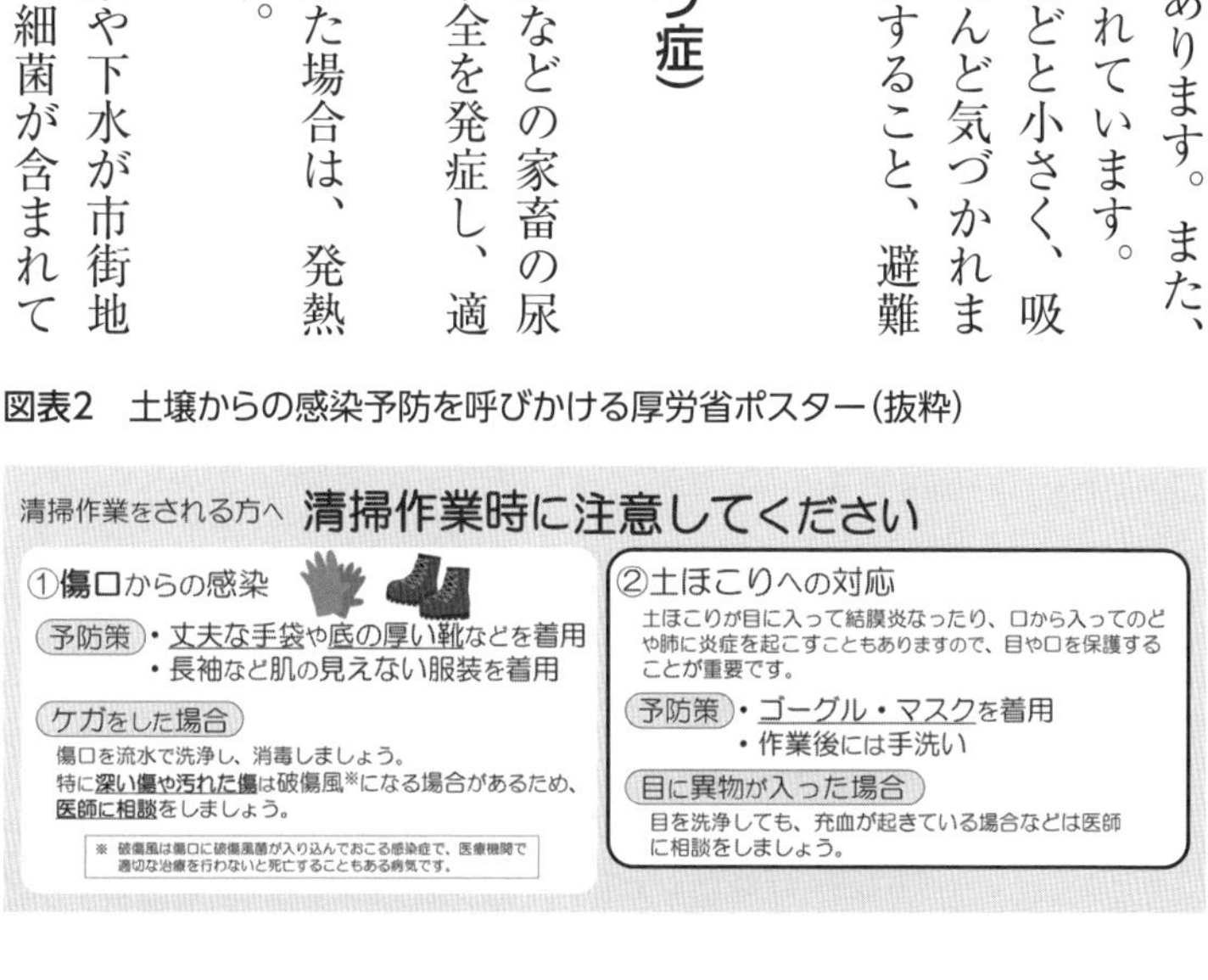
清掃作業をされる方へ　清掃作業時に注意してください
①傷口からの感染
予防策・丈夫な手袋や底の厚い靴などを着用
・長袖など肌の見えない服装を着用
ケガをした場合
傷口を流水で洗浄し、消毒しましょう。
特に深い傷や汚れた傷は破傷風※になる場合があるため、医師に相談をしましょう。
※ 破傷風は傷口に破傷風菌が入り込んでおこる感染症で、医療機関で適切な治療を行わないと死亡することもある病気です。
②土ほこりへの対応
土ほこりが目に入って結膜炎なったり、口から入ってのどや肺に炎症を起こすこともありますので、目や口を保護することが重要です。
予防策・ゴーグル・マスクを着用
・作業後には手洗い
目に異物が入った場合
目を洗浄しても、充血が起きている場合などは医師に相談をしましょう。

う注意が必要です。

カビによる感染症（トリコスポロン症、アスペルギルス症）

トリコスポロンやアスペルギルスは、古い木造家屋やエアコンのフィルターに見られる黒カビです。健康な人にはあまり問題となりませんが、免疫力が低下した人には、重篤な真菌感染症を引き起こすことがあります。

災害時には倒壊した古い木造家屋や洪水でぬれた木材に黒カビが繁殖しやすく、それらが乾いて粉塵《ふんじん》として舞い上がります。がんの化学療法を受けている人や、ステロイド治療など、免疫力を低下させる治療を受けている人は特に、黒カビが生えた建物や場所に近づかないことが重要です。

災害時の感染症対策

①ワクチン接種

インフルエンザや日本脳炎、破傷風などは、ワクチンで予防できます。

ワクチンで予防できる感染症（ＶＰＤ）については、ホームページの案内などを参考に、日常から予防接種を受けておくことをお勧めします（http://otona.know-vpd.jp/index.html）。

浸水した家屋の感染症対策

浸水した家屋が浸水した場合は、細菌やカビが繁殖しやすくなり、感染症にかかるおそれがあるため、清掃が大切です！！

清掃の時の注意事項

- **ドアと窓をあけて、しっかり換気**
  数日して自宅に戻るときは、屋内にカビが発生していることがあります
- **汚泥は取り除き、しっかり乾燥**
  消毒薬は、汚れを取りのぞいた上で使用しましょう
- **清掃中のケガ予防に手袋を着用**
- **ほこりを吸わないようにマスクを着用**
- **清掃が終わったらしっかり手洗い**

図表3
カビ感染の注意喚起をする厚労省ポスター（抜粋）

②避難時用に準備しておけるもの

近年、毎年のように災害が発生しています。ハザードマップで住む地域の災害リスクを知り、避難準備をすることは常識となってきました。

自治体などが出している案内を参考に、非常用持ち出し物品を準備する際には、感染症対策として、マスク、手指消毒用のアルコール、体温計も入れておきましょう。

避難先としては、最近は避難所の3密（密集、密接、密閉）を避けるため、安全な自宅や宿泊施設を利用する分散避難が勧められています。避難先に応じて、何を持ち出すか考えておくことも必要です。

③手洗いと消毒

新型コロナウイルスの蔓延《まんえん》をきっかけに、手洗いと消毒の重要性が認識されてきました。

人が頻繁に触るドアノブや手すり、テーブルの上などには、新型コロナウイルスに限らず、ウイルスや細菌などの微生物を含む飛沫が付着しています。これらに触れた手で自分の顔を触ったり、食事をしたりすると、手についた微生物が感染します。

目には見えなくても、自分の手には多くの微生物が付着していることを意識して、こまめに手洗いや消毒をすることが、日常でも災害時でも重要です。

④マスク

マスクの有用性について、さまざまな意見が出されていましたが、現在は世界中で、感染を防ぐためにマスクの着用は有効であるといわれています。

一般的なサージカルマスクでは、5μm程の隙間があるため、それより小さい細菌（1~2μm）やウイルス（0.1μm以下）は容易に通過します。しかし、細菌やウイルスは水分とともに5μmを超える大きさの飛沫として咳やくしゃみによって放出されるため、飛沫による感染を防ぐには、マスクは効果的です。また、飛沫や微生物がついた手でうっかり顔を触り感染することも、マスクによって防ぐことができます。

感染している人は飛沫を放出しないように、感染していない人は飛沫を吸入しないように、マスクを装着することが勧められます。

さらに、先に述べたように、災害では汚水が乾燥して舞い上がるほこりにさまざまな微生物が含まれますが、これらの吸入もマスクで防ぐことができます。災害時には日常以上に、マスクによる感染予防が効果的です。

⑤食中毒の予防

食事前後に手洗いと消毒を行うことはもちろんですが、食器類を清潔な状態に保てないことも考え、食事の度に使い捨てのラップやアルミホイルを敷いて使用することが勧められています。また、出された食事はすぐに食べ、残った食事はもったいなくても保存せず、食中毒を防ぐために破棄することが重要です。

調理に携わる場合は、自分が感染源にならないよう、手指衛生を十分に行い、体調が優れないときや手に傷があるときは、調理や食事係になることを避けましょう。調理の際には、食品や水を90℃以上に加熱し、なるべく早く食べてもらってください。残った食品は、常温保存しないことが重要です。

⑥片づけ作業の服装

災害の片づけを行う際の服装は①ほこりの吸入を防ぐためのマスク②眼を守るためのゴーグル③ケガや虫刺されを防ぐための長袖、長ズボン④底の厚い靴⑤作業用の丈夫な手袋、が基本です。

そのうえで、ケガをした場合にはすぐにきれいな水で洗い、できれば医療機関を受診しましょう。10年以内に破傷風ワクチンを接種していない場合は、その旨を医師に伝え、ワクチン接種を受けてください。

作業後に避難所や自宅へ入る前には、ほこりを持ち込まないよう、外で汚水や泥を落とし、マダニなどの昆虫の付着がないか確認することも重要です。

⑦避難所生活で気をつけること

避難所は外部からのほこりや昆虫が入りやすく、多くの人が

災害ボランティアは、どんな服装が良いの?!

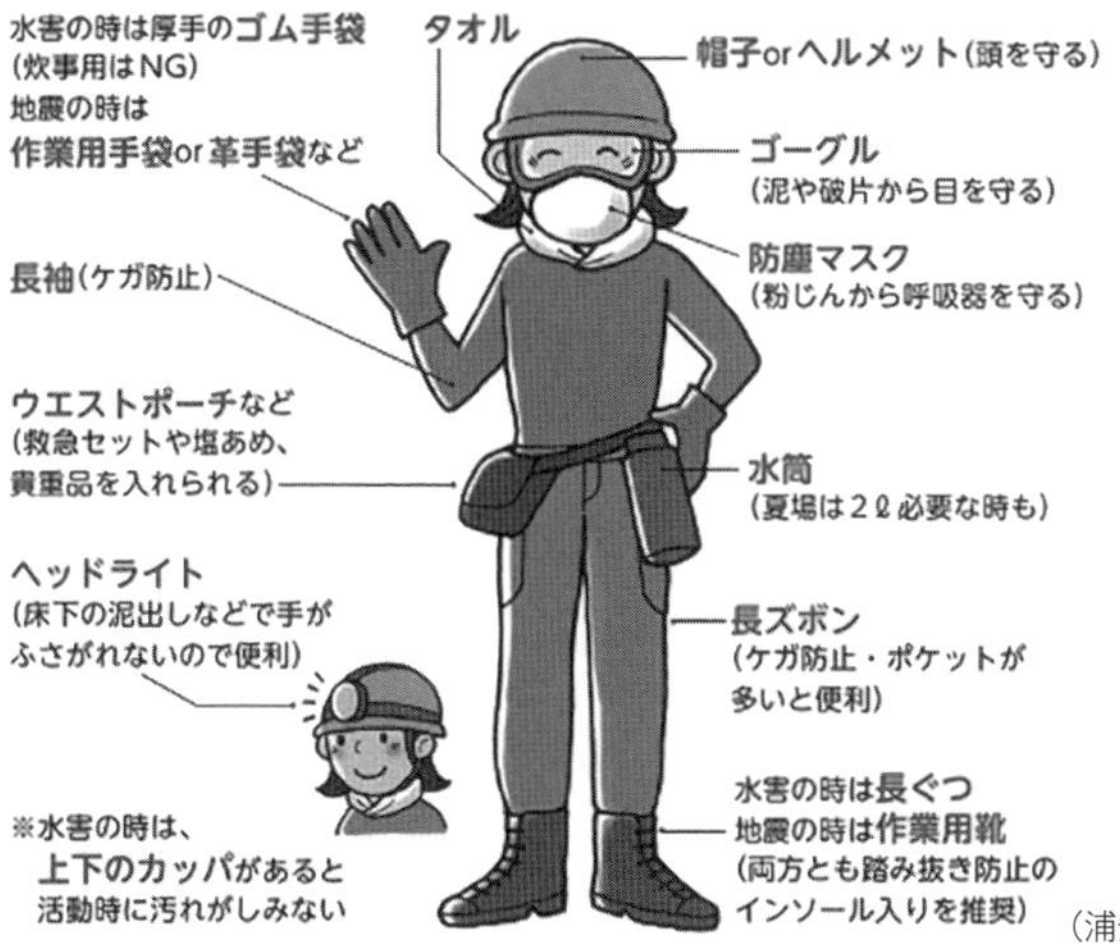
水害の時は厚手のゴム手袋
(炊事用はNG)
地震の時は
作業用手袋or革手袋など
タオル
帽子orヘルメット(頭を守る)
ゴーグル
(泥や破片から目を守る)
防塵マスク
(粉じんから呼吸器を守る)
長袖(ケガ防止)
ウエストポーチなど
(救急セットや塩あめ、
貴重品を入れられる)
水筒
(夏場は2ℓ必要な時も)
ヘッドライト
(床下の泥出しなどで手が
ふさがれないので便利)
長ズボン
(ケガ防止・ポケットが
多いと便利)
水害の時は長ぐつ
地震の時は作業用靴
(両方とも踏み抜き防止の
インソール入りを推奨)
※水害の時は、
上下のカッパがあると
活動時に汚れがしみない

(浦安市災害ボランティアセンターHPより)

集まった場合には飛沫による感染症も発生しやすくなります。ほこりを持ち込まないよう土足は厳禁、マダニの侵入を避けるためにペットは別の部屋や収容所に入れる必要があります。

床から舞い上がるほこりを吸入しないためには、食事や寝る場所を床から高くすることが勧められます。最近は避難所に段ボールベッドやテントなどが配られることがありますが、これらが届くまでは避難者どうしの距離をとること、テーブルを置いて食事専用スペースを作るなどの工夫が必要です。

以上、災害時に注意が必要な感染症についてまとめました。

災害はさまざまな考えや価値観をもつ人々が突然、共同生活を強いられる場面でもあります。そのような場面で感染症による二次的被害を防ぐには、普段から周りの人と話し合い、知識とともにお互いの考え方や価値観の違いを共有しておくことが重要です。

正しい知識をもとに、限られた条件の中で最善の方法を考える柔軟さと、思いやりが大切です。

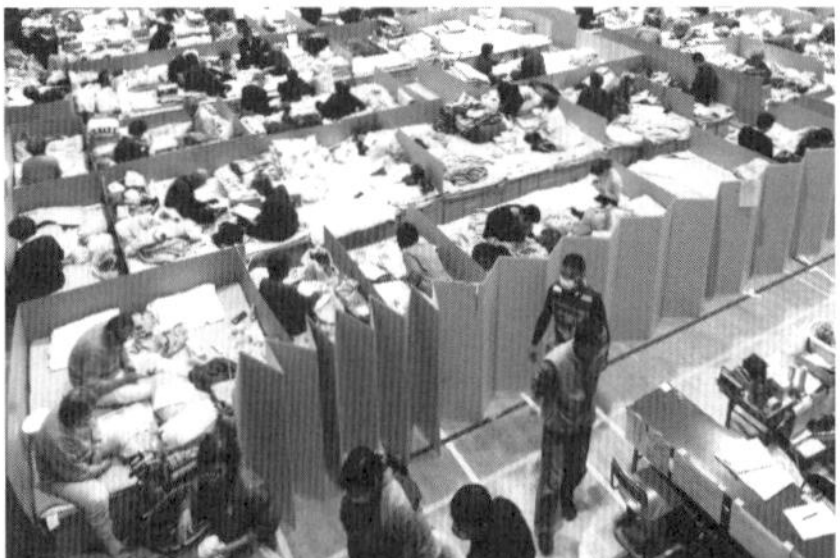

写真2
2019年の令和元年東日本台風の際の長野市豊野の避難所。居住スペースを床より高く設けている

1次救命処置

〜命はその場のあなたが救う!〜

医学研究科先進急性期医療学　教授　服部　友紀

「突然心臓が止まってしまう」ことは、いつ、誰にでも起こり得ます。しかし胸骨圧迫とAEDによる1次救命処置（BLS）で、誰もがそれを救えます。

突然の心停止、生死は居合わせたあなたにかかっている

米国では、年間30万人が「突然の心停止」で亡くなっているといわれています。これは米国の2大死因である、脳卒中16万人、肺がん15万人の年間死亡者数を合計したのと同等数です。日本の「突然の心停止」での死亡者は、年間10万人と推測されています。日本人の死因第3位の「肺炎」の年間死亡者数が約11万人ですから、かなりの数の日本人が突然の心停止で亡くなっているわけです。

がん、脳卒中、肺炎の患者を、一般市民が直接救うことはできません。治療のために多額の研究費が費やされています。

それに対して、突然の心停止は、一般市民の皆さんの手で救うことができます。

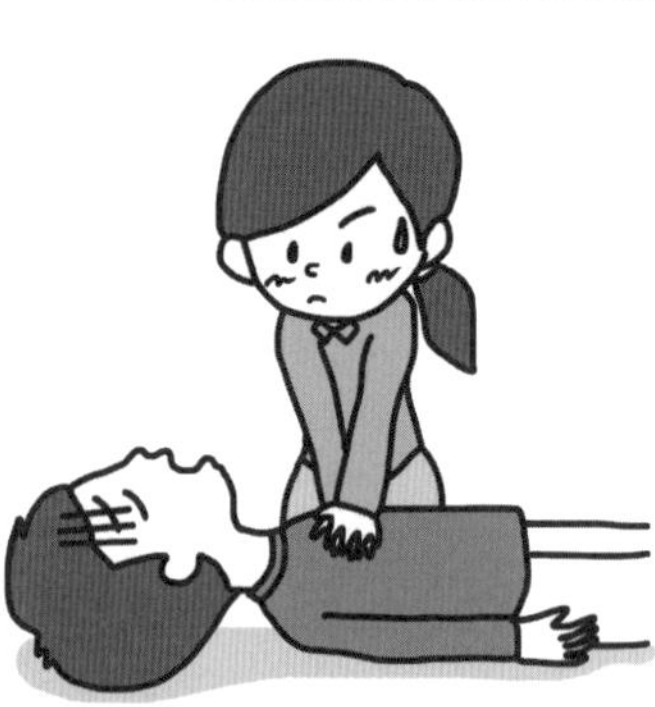

1次救命処置（BLS）、すなわち胸骨圧迫をしっかり行い、AED（自動体外式除細動器）を上手に使用すれば、多くの人の命を救えるのです。

「一般市民の方々が躊躇《ちゅうちょ》なく、BLSを正しく行える世界にすること」。それが、急変した人の命を救うことを使命とする、われわれ救急医の重要な責務です。

突然の心停止で生死を左右するのは、処置が行われるまでの時間です。すぐにBLSが行われなければ、救急隊員が駆けつけて病院に搬送しても、時すでに遅し…。

突然の心停止に対しては、病院で待ち構えている救急医はまったく無力で、現場に駆けつける救急隊員ですら微力です。その人の命を救えるか、元気にできるかは、その場に居合わせたあなたの行動にかかっています。

突然の心停止とはどういうことか

直前まで元気だった人の心臓が急に止まる、なんてことがあり得るのでしょうか？

「突然の心停止」は、「心室細動（VF）」という突然の不整脈によって起こります。心室細動とは字のごとく、心臓が細かく動く（痙攣《けいれん》のように震える）状態です。規則的に拍動していた心臓が、ただ細かく震えるだけになってしまい、血液を全身に送り出せなくなってしまいます。これは、心臓が止まったのと同じ、

図表1　VFの突然発症

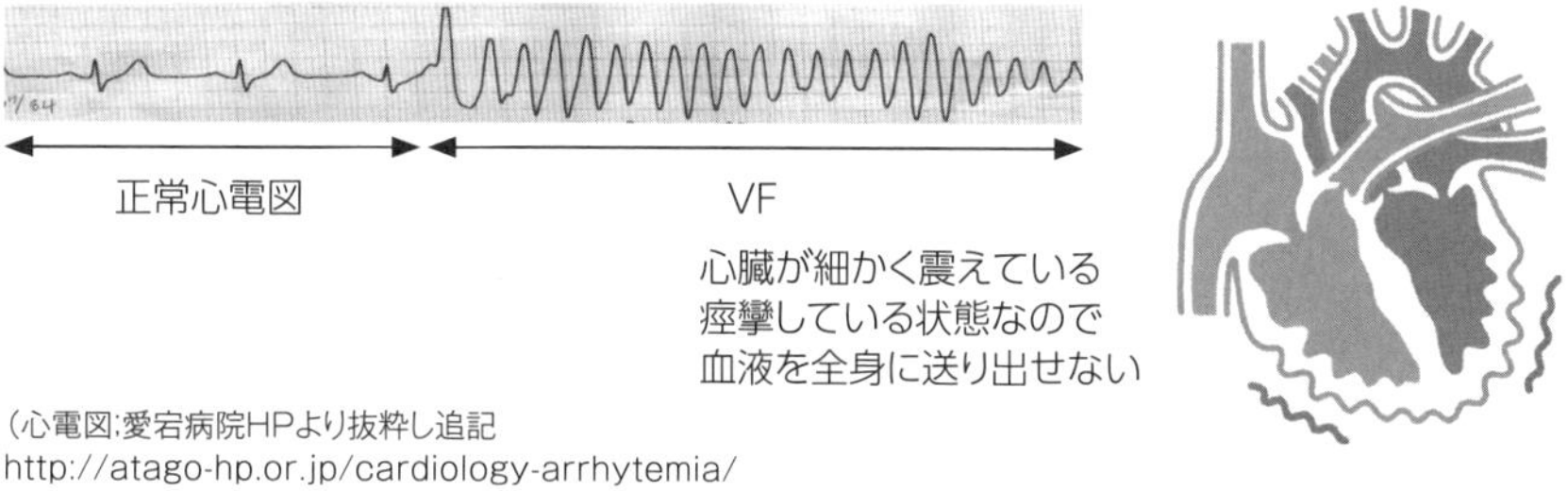
正常心電図
VF
心臓が細かく震えている
痙攣している状態なので
血液を全身に送り出せない

（心電図:愛宕病院HPより抜粋し追記
http://atago-hp.or.jp/cardiology-arrhytemia/premature-ventricular-contraction/）

心臓の機能が失われた状態です。

ＶＦに陥る原因はさまざまですが、最も多いのが心筋梗塞です。心筋梗塞の一般的な症状は胸の痛みや冷や汗などですが、最も重症な場合はＶＦが起こり、死に至ります。そのほか、電解質異常（特にカリウム）や薬剤の副作用でも、ＶＦは起こり得ます。

脳死や脳の障害を防ぐ「胸骨圧迫」

ＶＦが発症すると、特に脳に血液が行かなくなって、意識を失います。そのまま何もしなければ、脳と心臓は完全に機能を停止します。

そこで、胸骨圧迫です。心臓を外部から押したり引いたりすることで、特に脳に血液を送ります。

全身への血流が途絶えると、真っ先に影響されるのは脳です。脳は体の中で血流不足（酸素欠乏）に最も弱い臓器です。５分血流が途絶えてしまったら、意識回復はかなり難しくなります。

一方、心臓は血流不足に強いので、心臓が回復しても脳が回復しない、というケースがよく起こります。胸骨圧迫が不十分だと、電気ショックで心臓が回復しても脳機能が回復しない、という状態に陥ります。しっかりした胸骨圧迫をしている間に、心臓が拍動を取り戻せば、脳に障害を残すことなく、元気な回復が望めます。

図表2　心室細動を起こす原因

心筋梗塞
心筋症（肥大型、拡張型）
電解質異常（カリウム、カルシウム、マグネシウムなど）
薬剤の副作用
先天性（ブルガタ症候群）
原因不明（特発生）

多くの心停止傷病者は
「死亡するにしてはよすぎる心臓」をもっている

➡しっかり対処すれば、**しっかりBLS**を行えれば
元気になれる

1分以内のAEDで90%が助かる

心臓の拍動を戻す唯一の治療は、電気ショックです。これを「除細動」と呼びます。VFに陥ってから、心臓に電気ショックを与えるまでの時間が短いほど、回復する率は高く、1分以内に除細動できれば、90%の人が回復するといわれています。除細動が1分遅れると、7~10%ずつ回復率が低下します。

胸骨圧迫をしっかりしていれば、低下率を2~4%減らすことができます。胸骨圧迫は脳の血流を保つために行いますが、心臓自身にも血流が供給され、VFからの回復を助けることになります。

名古屋市の119番通報から現場到着までの時間は、日本で1、2位を争うほど早いのですが、それでも7~8分かかります。つまり、救急隊が現場に到着してからBLSが開始されても、すでに回復の見込みはありません。病院到着までは、30分以上もあります。その場にいたあなたが、胸骨圧迫とAEDによる電気ショックを行う以外に、回復の見込みはありません。

BLSの具体的な手順

ここまでで、突然の心停止とはどういうことか、現場に居合わせた人がどれほ

図表3　救急搬送にかかる時間

	通報から現場到着まで 全国平均(愛知県)	通報から病院着まで 全国平均(愛知県)
平成4年度	5.7分(5.7分)	22.4分(20.7分)
平成10年度	6.0分(6.0分)	26.7分(24.0分)
平成19年度	7.0分(6.8分)	33.4分(28.8分)
平成28年度	8.5分(7.7分)	39.3分(32.4分)
	＊名古屋市;7.0分	＊名古屋市;31.9分

名古屋市は救急要請から救急隊現場到着まで/通報から病院到着まで全国で1-2番目に早いが、それでも救急隊到着まで7分かかる。
「その場のBLS」が命を救う鍵になる

ど重要な役割を担うか、ご理解いただけたと思います。
ここからは、具体的なＢＬＳの手順について解説します。
下の図のとおり、
①まず心停止になっていることを判断する
②心停止と判断したら、近くにいる人に１１９番通報とＡＥＤを持ってくるよう依頼する
③胸骨圧迫を開始する
④ＡＥＤが届いたら、ＡＥＤを使って電気ショックを行う
の手順になります。
内容をくわしく説明していきましょう。

①心停止となっていることを判断する

われわれ救急医は、頸《けい》動脈に触れて脈があるかどうかで（頸動脈の拍動を感知できないということは、脳に血流を拍出できていない）心停止を判断します。しかし心停止という超緊急の場では、頸動脈の拍動を感知するのが熟練者でも難しいことがあり、一般的には「正常な呼吸をしているかどうか」で判断します。
脳に血流が行かないと、喘《あえ》ぎ呼吸という不規則な呼吸になります。つまり、呼吸がおかしいと思ったら、心停止に陥っていると判断します。

図表4　1次救命処置（BLS）の手順

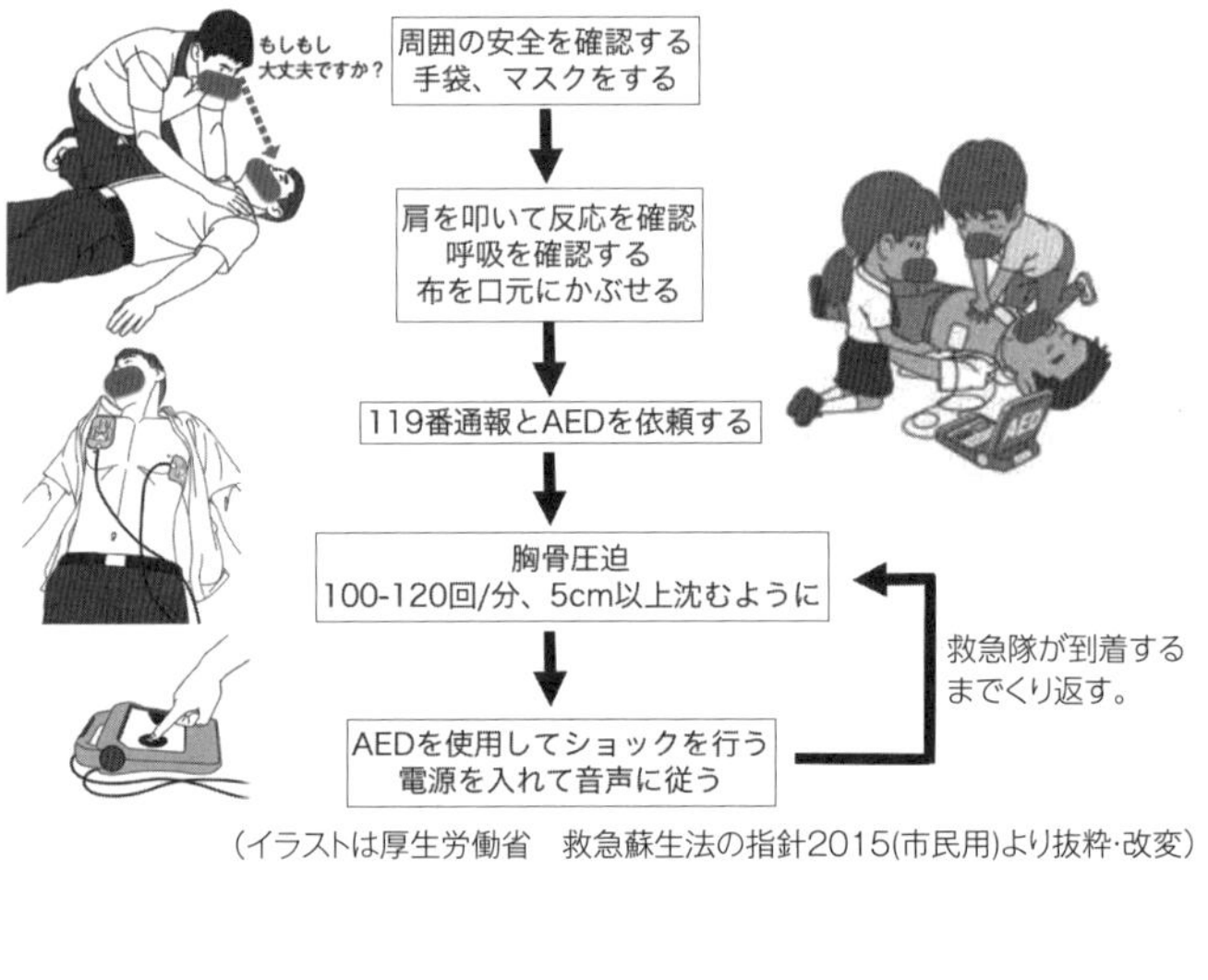
もしもし
大丈夫ですか？
周囲の安全を確認する
手袋、マスクをする
肩を叩いて反応を確認
呼吸を確認する
布を口元にかぶせる
119番通報とAEDを依頼する
胸骨圧迫
100-120回/分、5cm以上沈むように
救急隊が到着する
までくり返す。
AEDを使用してショックを行う
電源を入れて音声に従う

（イラストは厚生労働省　救急蘇生法の指針2015（市民用）より抜粋・改変）

②近くにいる人に119番通報とAEDを持ってくるように依頼する

「あなたは119番通報してください」「あなたはAEDを持ってきてください」と具体的に指名します。「誰か、119番通報とAEDをお願いします」と曖昧《あいまい》だと、「頼まれたのは自分ではない」と思ってしまうことが多く、反応が遅れるそうです。VFを回復させるためには、AEDを早く持ってきてもらうことがたいへん重要です。

③胸骨圧迫を開始する

1分間に100～120回のペースで、胸が5㎝以上沈む程度に強く押すことが重要です。心臓という弾力性のあるボールを、背骨と胸骨という板で挟む、というイメージです。押すだけでなく、圧迫を解除するのも重要です。ボールをつぶして、膨らませて、つぶして…をくり返します。相手が小さな子どもや高齢者でも躊躇せず、まずは胸骨圧迫を行ってください。

AEDが見つからない場合は、7～10％ずつ失われていく回復率を抑えるため、救急隊が到着するまでひたすら胸骨圧迫を続けます。

口対口の人工呼吸を行うには、感染防御のための器具（ポケットマスクやフェイスシールド）が必要ですが、普段から持ち歩いている人はいないでしょう。胸骨圧迫のみ、行ってください。現在のコロナ禍においては、器具の有無にかかわらず、いかなる場合でも人工呼吸は行わず、胸骨圧迫のみ行うことになりました。

図表5　胸骨圧迫のやり方

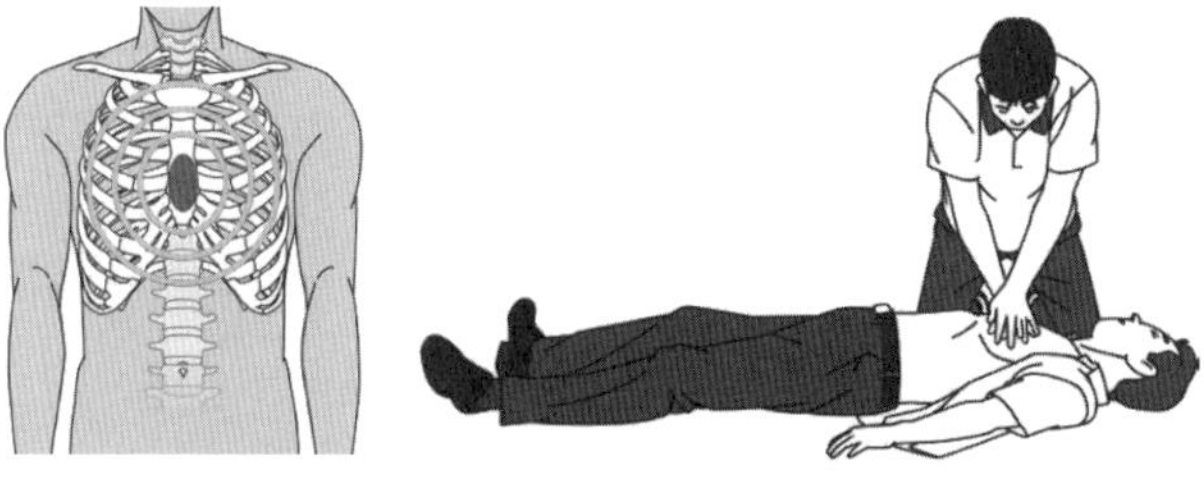

胸骨の下半分に、一方の手のひらの基部を当て、その手の上にもう一方の手を重ねて置き、両ひじをまっすぐに伸ばし、圧迫部位（自分の手のひら）の真上に肩がくるような姿勢をとる

（イラストは厚生労働省 救急蘇生法の指針2015（市民用）より抜粋）

④ＡＥＤを使って電気ショックを行う

ＡＥＤは、心電図を解析して電気ショックが必要と判断すれば充電を始め、ボタンを押せばショックができるというところまで、自動で準備してくれる装置です。電源さえ入れれば、誰でも使えるように設計されています。複雑な手順を踏まないと使用できないようならば、ＡＥＤの存在価値はありません。誰でも使えるように、工夫して設計されています。

慌てず電源を入れ、あとは音声に従ってショックボタンを押してください。手順は以下です。

①電源を入れる
②パッドをイラストに従って、右鎖骨の下と左の側胸部に貼る
③心電図の解析を待つ
④「ショックが必要です。ショックボタンを押してください」と合図が出たら、ショックボタンを押す

ショックの後は再び胸骨圧迫を開始し、２分後にＡＥＤが解析を再開するまで続けてください。ＡＥＤによる除細動で心臓の機能を回復させる間に、胸骨圧迫で脳に血液を送りこむことが重要です。胸骨圧迫を怠ると、心臓の機能は回復しても意識が戻らない、という状態に陥ってしまいます。

図表6　突然の心停止(心室細動)に対しては、迅速な胸骨圧迫とショック(除細動)が救命に最も有効である!

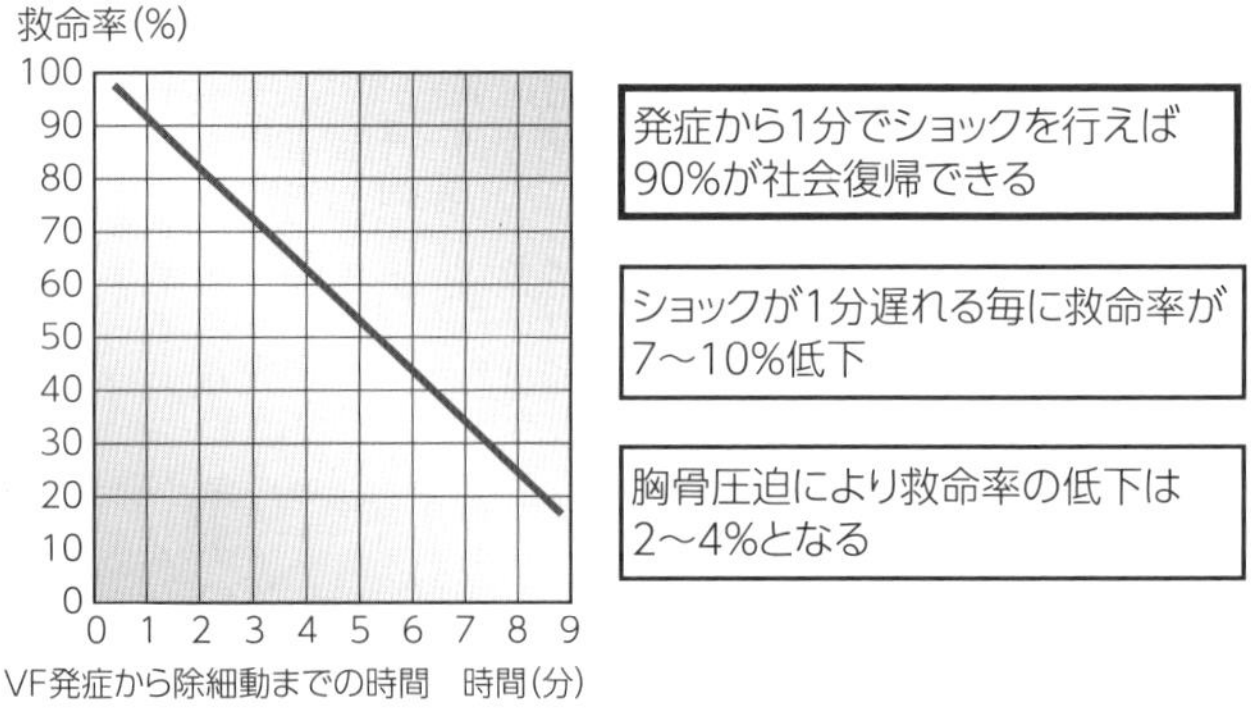

早期に胸骨圧迫が開始されれば、
(ショックまでの時間が同じでも)生存率は改善する

早く胸骨圧迫を開始してショックしなければ、
社会復帰出来る可能性を失う

(「AHA心肺蘇生と救急心血管治療のための国際ガイドライン2000」より)

近年、一般市民向けのＢＬＳ講習会は至る所で開催され、普及が進んでいます。実際の胸骨圧迫の方法やＡＥＤの使用法は、講習会で学んでいただきたいと思います。

withコロナでのBLS

２０２０年9月現在、新型コロナウイルスが騒がれています。しばらくは、コロナウイルスと共存していくｗｉｔｈコロナの時期が続きます。

突然目の前の人が倒れた場合、倒れていた人を発見した場合、その人はコロナウイルスに感染しているかもしれません。その場合、ＢＬＳをどうすればよいかは、非常に難しい問題です。胸骨圧迫をすると、のど・鼻や肺からウイルスが出てきます。

ｗｉｔｈコロナ下でのＢＬＳは、自分の感染防御をして行うことが重要です。胸骨圧迫するときは、患者の顔にタオルなどを当てて、息が漏れないようにする、手袋などをして直接患者に触れないようにする、自分がマスクを装着する、などの工夫が必要です。口と口での人工呼吸は、成人に対しては、いかなる場合でも行ってはいけません。

愛知県民、名古屋市民の医療レベルの高さは、特筆すべきものがあります。愛知県の「目撃のある心停止例」の救命率は、全国でもトップレベルで、毎年上位

3番以内。愛知県の「目撃のある心肺停止」の社会復帰率は、30％超です。通報から現場到着／病院搬送までの時間、さらに心肺停止例の救命率も、全国トップレベルということです。

くり返しになりますが、突然の心停止（突然のVF）は、いつ誰にでも起こり得ます。多くは、上手なBLSで救命でき、その人の命だけでなく、その家族も含めたたくさんのものを守ることにつながります。この命はわれわれ救急医や、救急隊では救えません。命を三途の川から引きずり出し、普通に笑って過ごしてもらう機会を与えられるのはあなたです！

コラム
Column
②

コロナでこんな掲示が話題に

大学事務局　安永 早利

新型コロナウイルスの出現によって、一時的に街からは人が消え、マスクは品薄に。テレワークも推進されるなど、生活に大きな変化が生じました。名市大でも感染拡大防止のため、学生と来訪者のキャンパスへの立ち入りを原則禁止していた時期があります。その時期にこんなことが話題になりました。

「よい子のみなさんへ　コロナウイルスがいなくなるまでは、だいがくにはあそびにこないでね」。このフレーズ、ウイルスのイラストとともに、滝子キャンパス通用門の張り紙に書かれていたもの。この張り紙がSNSで紹介されると、「大学生を何歳だと思っているのか」「大学って遊びに来るところなの」といったコメントが寄せられました。

この張り紙の背景には、名市大のある特色が。名市大では地元の方々との交流に力を入れ、キャンパス内の畑で老若男女入り混じって野菜を栽培・収穫したり、小中学生対象の薬学教室・おもしろ科学実験などのイベントを定期的に開催したりしています。そんなことからか、休日や小学校の休校期間中にも、キャンパス内で児童の姿をちらほら見かけます。

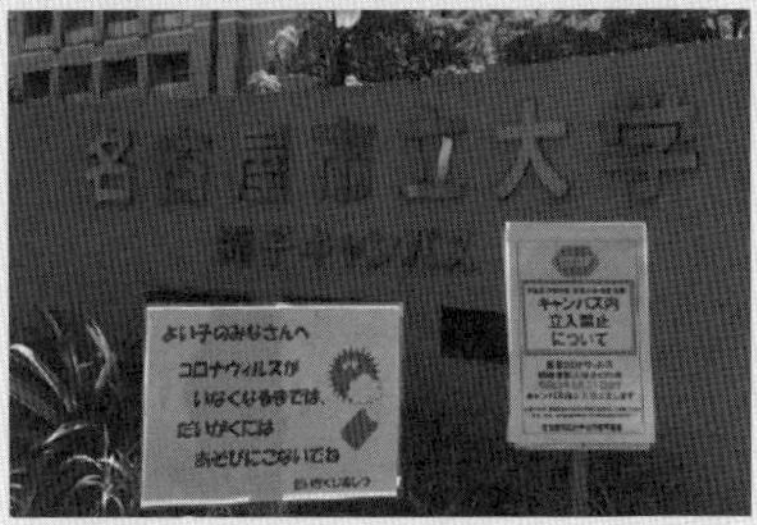

キャンパスの通用門

お子さんも含め、地域での感染の拡大を防ぎたいという思いから、児童向けの張り紙も制作して注意喚起を促したのですが、一部の方の勘違いを生んでしまったというわけです（SNSでの話題として、新聞やテレビでも報道されました）。

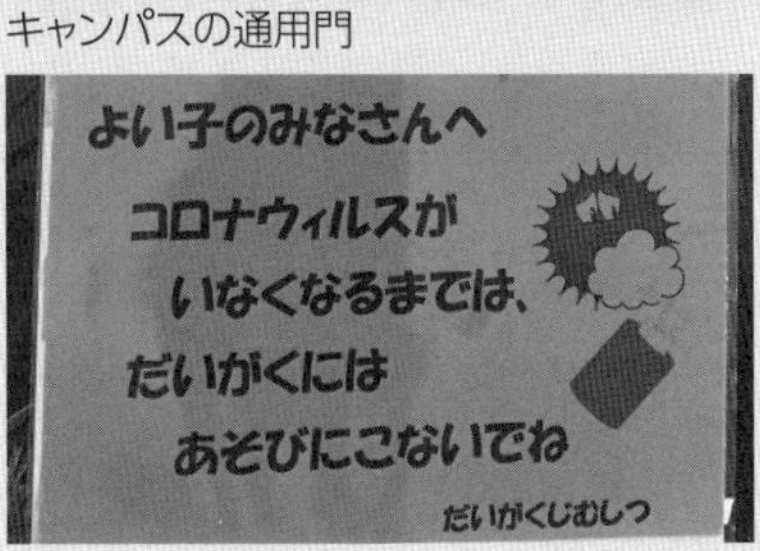

話題になった掲示物

名古屋市立東部医療センターにおける新型コロナウイルス対策 ―闘いと困惑の日々

名古屋市立大学　名誉教授／名古屋市立東部医療センター　病院長　村上 信五

名古屋市立東部医療センターは、クルーズ船で新型コロナウイルスに感染した乗客1名を最初に受け入れ、2020年7月までに83名の患者の治療を行ってきました。5カ月半に及ぶ医療スタッフの闘いと困惑を紹介します。

東部医療センターの歴史と新型コロナウイルス患者の受け入れ

名古屋市立東部医療センターの設立は1890年にさかのぼり、130年の歴史があります。当時、肺結核の療養施設であった伝染病隔離病舎を愛知県から引き継ぎ、明治34年に伝染病専門の避病院（伝染病床100）として開設されました。以降も伝染病治療を専門に診療する病院として、第2種感染症指定医療機関に指定されています。急性灰白髄炎やジフテリア、結核、鳥インフルエンザ、重症急性呼吸器症候群（コロナウイルス…SARS、MERS）など第二類感染症を専門に治療する病院です。愛知県内に10施設ありますが、名古屋市内では東部医療センターだけです。

2019年12月に中国・武漢に端を発した新型コロナウイルス感染症（COVID-19）は、アウトブレイクして世界中に拡大、20年3月にはWHO（世界保健機関）がパンデミック宣言を発出しました。7月23日現在、感染者は世界で1500万人を超え、毎日20万人以上が新たに感染しています。

日本では、20年2月に横浜港に停泊したクルーズ船「ダイヤモンド・プリンセス」での集団感染以降、全国に感染が拡大し、4月には政府が緊急事態宣言を出しました。第2種感染症指定医療機関である東部医療センターは、名古屋市内で最初に、クルーズ船内で感染した患者を、7月26日までに市内で最も多い83名の患者を受け入れ、治療を行ってきました。

4つの感染ピーク

入院患者数には4つの山（ピーク）が見られます。2月14日にクルーズ船内で感染した中国国籍の乗客1名を最初に受け入れましたが、実は翌日15日には、名古屋市内のスポーツジムで、クラスターによる集団感染が発生していました。

その後、急速に感染が拡大し、東部医療センターに次から次へと患者さんが運ばれ、2月26日には感染病床10床が満床になってしまいました。ここからが第1

図表1　名古屋市立東部医療センターの沿革

明治23年3月	伝染病隔離病舎を愛知県から引き継ぐ
34年7月	避病院として開設（伝染病床100床）
大正7年2月	名古屋市立城東病院
昭和32年6月	名古屋市立東市民病院
平成20年4月	名古屋市立東部医療センター東市民病院
23年5月	名古屋市立東部医療センター 標榜診療科29科 病床498床（感染病床10床）
27年3月	救急・外来棟開設
30年2月	救命救急センター指定
その他	・第2種感染症指定医療機関 ・地域医療支援病院 ・災害拠点病院 ・臨床研修指定病院

回目のピークの始まりになります。

2月下旬には名古屋市内のデイサービス施設でクラスターが発生し、患者数が増加します。しかし、3月28日に感染病床の看護師1名が感染し、一時的に患者の受け入れができない状況になりました。これが4月初めの谷の部分です。

約1週間後に受け入れを再開しましたが、デイサービス施設以外でも感染が多発し、感染症病床の10床では足りなくなったため、8階西の一般病床をすべて、新型コロナウイルス感染病床としました。その結果、1日最大16名もの患者さんが入院していました。これが第2のピークです。

それ以後は、4月7日に国から緊急事態宣言が発出され、新規感染者が徐々に減少し、5月22日には感染病床が3カ月ぶりに空床になりました。

ほっと一息していたところ、6月7日に名古屋市在住でパキスタンから帰国した患者宅で家庭内感染が発生しました。この患者さんは成田空港でのPCR検査が陽性であったにもかかわらず帰宅。帰国後に発症し、家族5人が感染し入院となりました。これが第3のピークになります。

そして、7月10日頃から再度増加し、22日には愛知県内で64人と過去最多記録を更新、さらに翌日の23日には97人（名古屋市内62人）となり、第4のピークが始まっています。

図表2　新型コロナウイルス入院患者数の推移

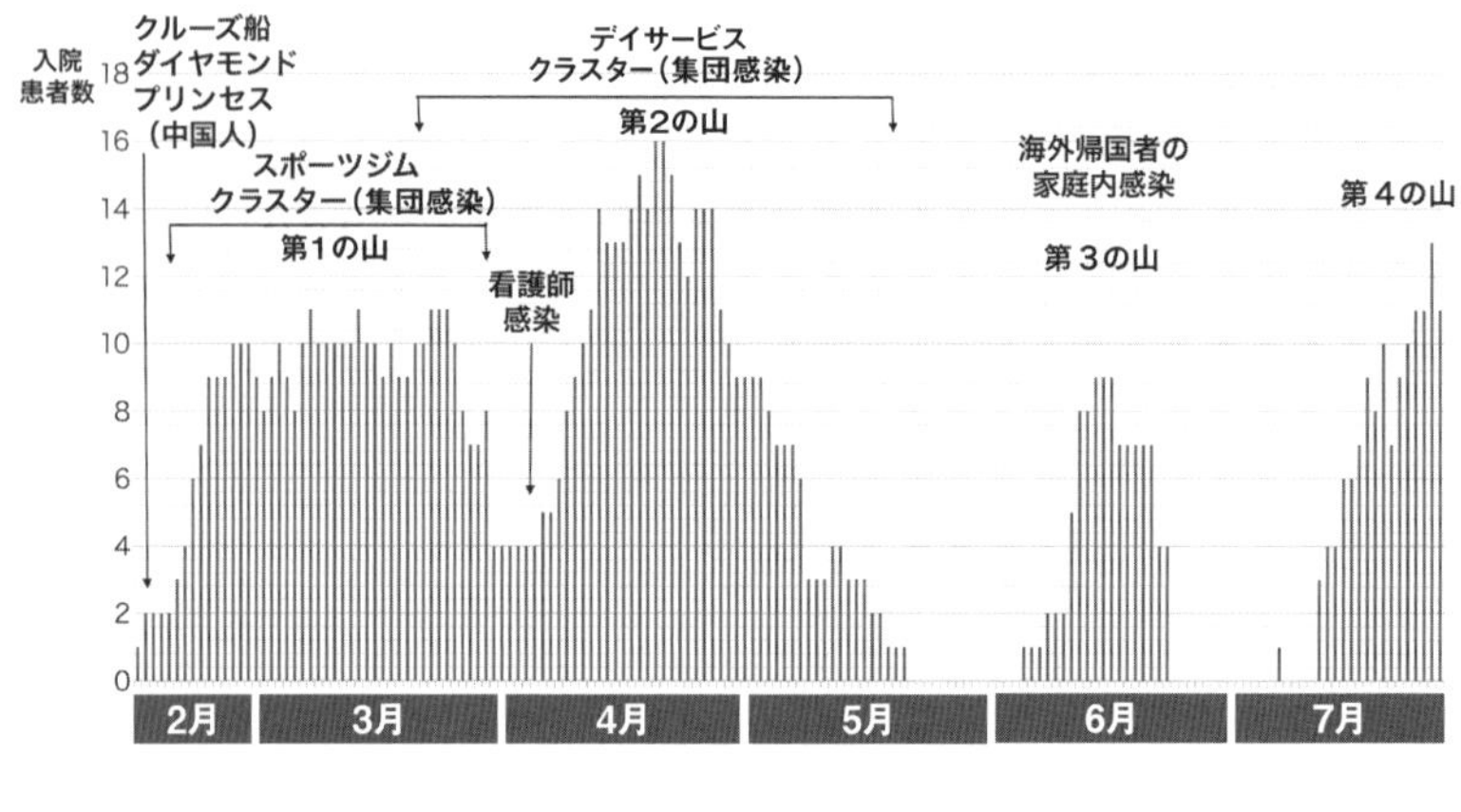

最初に受け入れた中国国籍の患者

新型コロナウイルス感染症はなぜここまで全世界に拡大し、人類に恐怖を与えたのでしょうか。その理由は、

①未知のウイルスで誰も抗体を持っていない

②特効薬がない

③感染様式がはっきりしていない（接触感染、飛沫《ひまつ》感染、空気感染？）

④病状が急速に悪化する

⑤高齢者や持病保有者で重篤化し致死率が高い

などです。

入院第1号は、横浜港に停泊したクルーズ船「ダイヤモンド・プリンセス」で感染した患者さんでした。クルーズ船内の3711人の乗員乗客のうち712人が集団感染し、愛知県には5人の受け入れ要請が厚生労働省から届きました。

東部医療センターでは当初、3人の受け入れ準備をしていましたが、愛知県の配慮で1人だけになりました。ただ、この患者さんは81歳と高齢。しかもクルーズ船から救急車で運ばれた際には、「PCR陽性」以外にはなんの情報もありませんでした。中国国籍で、言語は広東語。携帯型の翻訳機も役に立たず、東部医療センターに研修医として勤務していた中国人医師は北京語話者で、十分な意思

写真1　横浜港に停泊するクルーズ船「ダイヤモンド・プリンセス」=2020年2月15日

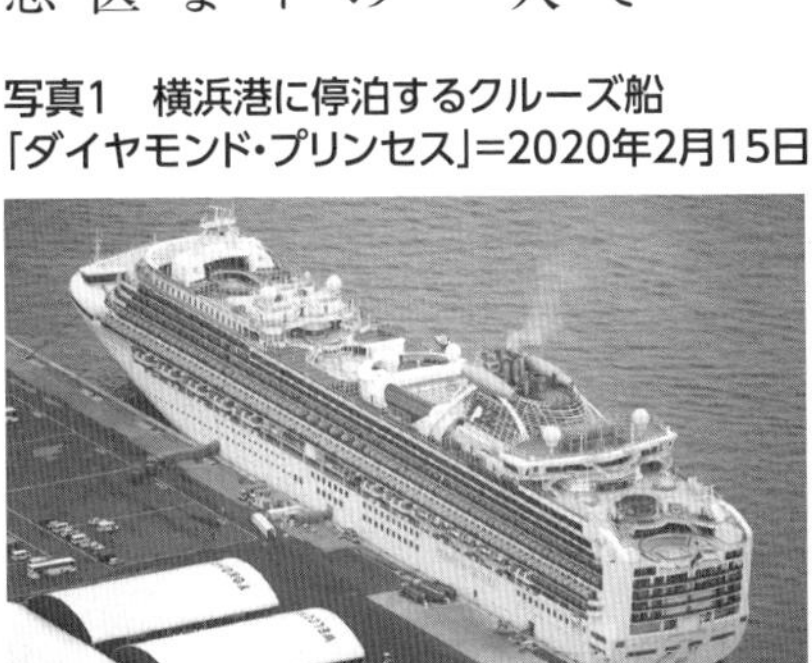

疎通ができませんでした。

患者さん自身もクルーズ船からいきなり名古屋の病院に搬送され、言葉も通じず、つらかったと思います。看護師の肩や手に触れて感謝の気持ちを表そうとされていましたが、接触感染の危険性を説明し、スキンシップの禁止を理解していただきました。

入院2日目に38度近くまで体温が上昇しましたが、幸い軽症で、12日後に無事退院し帰国されました。

新型コロナウイルス診療班（COVID班）の結成

医師は未知のウイルスに対して、自分が感染したらどうなるか、感染をいかに防ぐか、患者の治療をどうするか―自身の感染リスクと、医師としての義務や責任感とのジレンマに陥ります。

自分が感染すれば家族にも感染する可能性があり、肉体的かつ精神的ストレスの連続となります。医師だけでなく、医療従事者すべてに通じることです。

このジレンマと肉体的、精神的疲労が最高に達したのは、第1のピーク時で、感染病床10床がすべて埋めつくされたときでした。2月下旬から3月中旬までに5人が重症化し、2人はＥＣＭＯという人工心肺装置の装着が必要となったため、他院に搬送しました。2人には気管切開を行い、3人に人工呼吸器を装着しました。

感染病床10床が満床になるまでは、長谷川千尋感染症センター長と呼吸器内科の前田浩義部長が一手に治療を担当していましたが、重症者が増えると、さすがに限界に達しました。

帰国者・接触者相談センターを受診する患者のPCR検査は夕方に結果が判明し、それから患者さんが入院するため、医師の帰宅は深夜になります。重症患者の診療と長時間労働、先が見えない不安と精神的疲労は、想像を絶するものがありました。

このような状況を病院全体の危機と受け止め、3月9日に内科の医師全員を集めて、東部医療センターの使命と新型コロナウイルス感染患者の現状を説明し、「チームCOVID班」の結成と、参加協力を要請しました。

内科の医師全員が、長谷川・前田両医師の連日の働きとその大変さを理解し、多くの意見が飛び交いましたが、ほかの内科から2人ずつ、2カ月交代で協力してもらえることになりました。このときほどありがたく、東部医療センターのスタッフを誇りに思ったことはありませんでした。

そして、3月18日から4人態勢のCOVID班が発足しました。入院患者が16名を超えた場合にはさらに2人増員し、6人態勢で診療することも決まりました。うれしいことに、2カ月後には外科系の先生もCOVID班に参加することになりました。まさに助け合いのサイクルが回りだし、東部医療センターのスタッフ同士の結束が強固になり、うれしく感じました。

「雨降って地固まる。コロナ来りて東部結束する!」です。

手探りの治療

新型コロナウイルスに対しては、ワクチンや抗ウイルス薬のような特効薬は存在しません。目に見えないモンスターと裸で闘うことになります。

幸いにも、東部医療センターは第2種感染症指定医療機関で、国際感染症センターや厚生労働省とのつながりがあります。一般病院では入手が困難であった抗HIV薬(カレトラ)や、新型インフルエンザの治療薬であるアビガン、抗エボラ出血熱薬のレムデシビルなどを使用することができました。特にレムデシビルに関しては、日本で3施設しか参加できない国際臨床試験施設に選ばれ、アビガンについても観察研究という臨床試験に参加しました。

軽症例にも治療が必要か、中等・重症の患者さんには何が有効か、すべて手探りでした。結果、軽症だった患者さんがある日突然重症化する、という新型コロナウイルス感染症の特徴をいち早く報告し、全国の医師に啓蒙《けいもう》と注意喚起を促すことができました。

院内感染との闘い

感染病床10床がフルに稼働して1カ月経った3月27日、重症者が入院していた

ＩＣＵの看護師が発熱し、ＰＣＲ検査を行ったとの報告を、出張先で受け取りました。なんとか陰性であってほしいと願っていたところ、結果は陰性。胸をなで下ろしました。

しかし翌日、病棟の看護師が発熱。ついに新型コロナウイルスの感染が起きました。日曜日でしたが、幹部全員が病院に集まり、対策を検討。感染した看護師と、濃厚接触したと考えられるスタッフ23名を8日間の自宅待機とし、欠員したスタッフは隣の病棟から補充することが決まりました。

早速、隣の病棟の入院患者を他病棟に移すことになりましたが、古林千恵看護部長はじめ看護部の迅速な対応で、混乱なく感染病棟の運営を継続することができました。スタッフの院内感染は、他病院ですでに発生しており、想定内ではありましたが、実際に発生しその大変さを実感しました。

感染力が強く、目に見えない新型コロナウイルスの感染を、いかにして防止するか。これに関しては、松下美加感染管理認定看護師の指導のもと、スタッフ同士で何度も話し合い、綿密なマニュアルを作成、実施していました。

それにもかかわらずスタッフが感染したことは、過度の緊張が1カ月も続いたことでどこかに緩みが生じ、そのわずかな隙を巧みに突くウイルスの怖さではなかったでしょうか。

幸い、濃厚接触者として自宅待機していたスタッフのＰＣＲ検査は全員陰性で、感染病棟に戻ってきました。病棟で陣頭指揮を執ってきた小久保富樹子師長は、当時の様子を次のように話してくれました。

「ひとりが感染したことで、スタッフ一同、自分たちもいつ感染するか、不安と恐怖でメンタル的に落ち込んでいた。でもそれ以上に、自分たちが感染したら誰が患者さんを看護するのか、病院はどうなるのか―。みんな自分のこと以上に、患者さんや病院のことを心配してくれていました。

スタッフの使命感と責任の強さを誇りに思い、また、誰ひとりとして病棟を替わりたいと要望するスタッフがいなかったことを大変うれしく、誇らしく感じました」。

One Teamそして感謝

東部医療センターは、新型コロナウイルス感染症とOne Teamで闘ってきました。入院患者の40分の1に過ぎない新型コロナウイルス感染者は、感染病棟だけでなく病院機能に大きな影響を与えました。発熱外来の設置、救急患者の受け入れ制限、手術の制限、医療資源の供給困難などです。救急や一般外来には、症状のない感染者や発症前の患者が、別の病気で受診する可能性があり、院内感染防止のため、問診やサーモグラフィなどによるトリアージが必要になります。

医療資源、特に防護具の不足も深刻な問題でした。新型コロナウイルス感染のパンデミック化により、世界中でそれらの需要が一気に高まり、しかも感染源であった中国で防護具の生産が一時ストップしました。手指衛生のための洗剤やアルコール、手袋、マスク、キャップ、フェイスシールド、エプロン、ガウンなど、標準的な感染防御具の供給がひっ迫しました。どれひとつが断たれても感染リスクが急増し、武器や鎧《よろい》なしで戦うようなものです。病院の事務スタッフは、この消毒や防護具の調達のため、奮闘してくれました。

幸い、東部医療センターは第2種感染症指定医療機関であったことから、国や愛知県、名古屋市から優先的に、防護具をはじめ医療物資の供給をいただきました。また、クルーズ船内で感染した中国人患者を受け入れたことで、中国領事館からサージカルマスクを寄贈いただき、それ以外にも多くの団体や企業、個人の方から多くのサポートをいただきました。マスクなどの防護具だけでなく、弁当やお菓子、ジュースに至るまで、支援と応援のメッセージをいただいたのです。

これらの支援や応援のメッセージは東部医療センターの職員全員に伝わりました。自分たちの活動が社会や市民に評価されている、もっともっとがんばらねば…と機運が高まり、感染の第1波を乗り越えることができたと感謝しています。

この原稿を書き終えたのはＧｏ Ｔｏキャンペーンの最中、7月27日。5日前から再び、愛知県、名古屋市内で新型コロナウイルス感染症が急増してきました。7月22日には愛知県内で64人と過去最多記録を更新し、翌日の23日には97人（名古屋市内62人）と第2波が押し寄せています。

東部医療センターと新型コロナウイルス感染症第2波との闘いが再び始まります。

写真2　中国領事館からサージカルマスクの寄贈を受けて

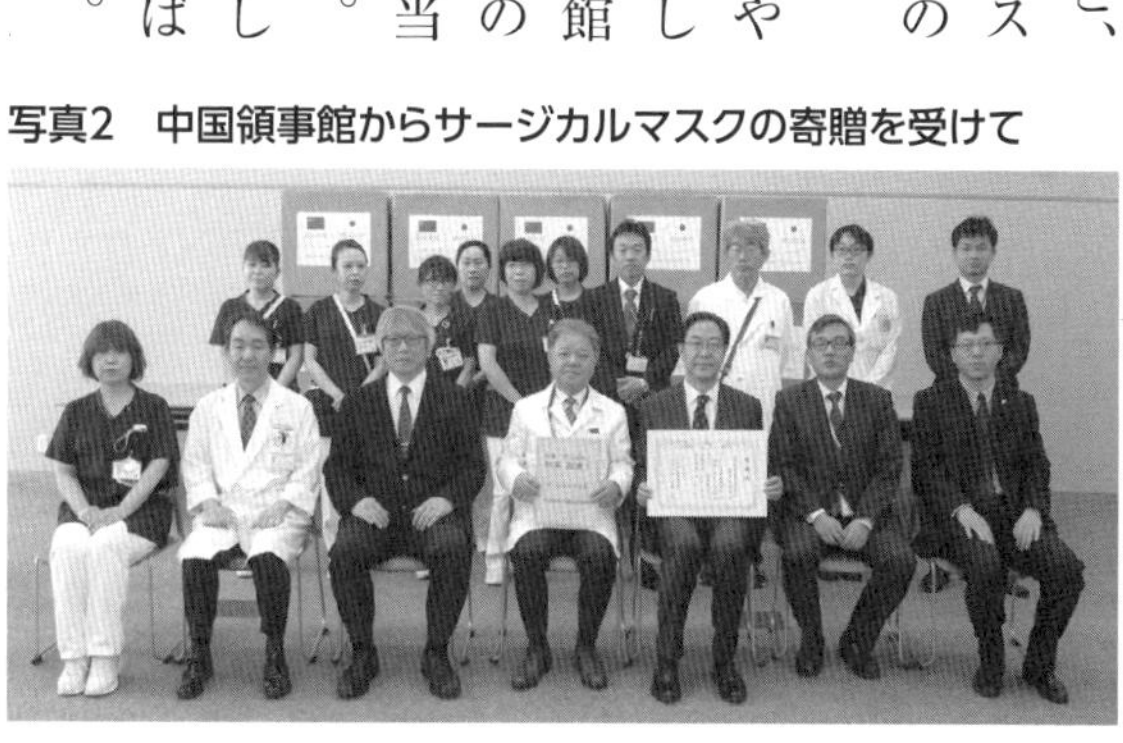

不安について知ろう！
～危険を知らせてくれるアラームとのつきあい方～

医学研究科精神・認知・行動医学　助教　今井　理紗

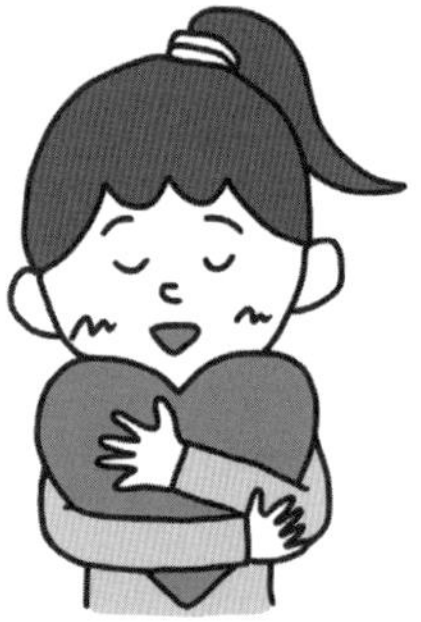

「不安」は「恐怖」と同種の感情です。不安は悪いもの、取り除くべきものと考えている人も多いかもしれません。しかし不安は本来、とても大切な感情なのです。

「不安」という感情の意味

不安は「未知なこと・危険なことを知らせてくれるアラーム」です。たとえば運転免許を取りたてで、初めて公道で運転しようというとき。少し不安になりますよね？ この不安は「気をつけた方がよい」というアラームです。このアラームがあるからこそ「慎重に運転する」ことができます。初めての公道なのに、不安なく、歩くのと同じような気持ちで運転したら、確認不足で事故を起こしてしまうかもしれません。

今度は家が火事になったと想像してみてください。不安や恐怖を感じるはずです。不安を感じることで、「火を消すべきか、逃げるべきか」急いで考え、素早く対処することができます。

恐怖を感じず、普段通りのんびりと行動をしていては、生き延びることができません。不安は生存のために、なくてはならない感情といえます。

生命とは関係のない不安もあります。

試験や試合、発表会などで、不安や緊張を感じたことはありませんか？このような場面では、適度な不安を感じることで「ミスをしないように」気をつけることができ、よい結果につながります。

このことはマウスを使った研究でも確認されており、「ヤーキーズ・ドットソンの法則」と呼ばれています。適度な不安は、よいパフォーマンスのために必要なものなのです。

不安という感情を覚えるとき、身体の中ではさまざまな反応が生じています。多いのは、動悸《どうき》や呼吸回数の増加、発汗などで、「逃げるか戦うか反応」とも呼ばれています。瞬時に心拍数や呼吸数が上がり、素早く動けるようになるため、逃げたり戦ったりする必要がある危険な場面で役に立ちます。

図表1　ヤーキーズ・ドットソン曲線

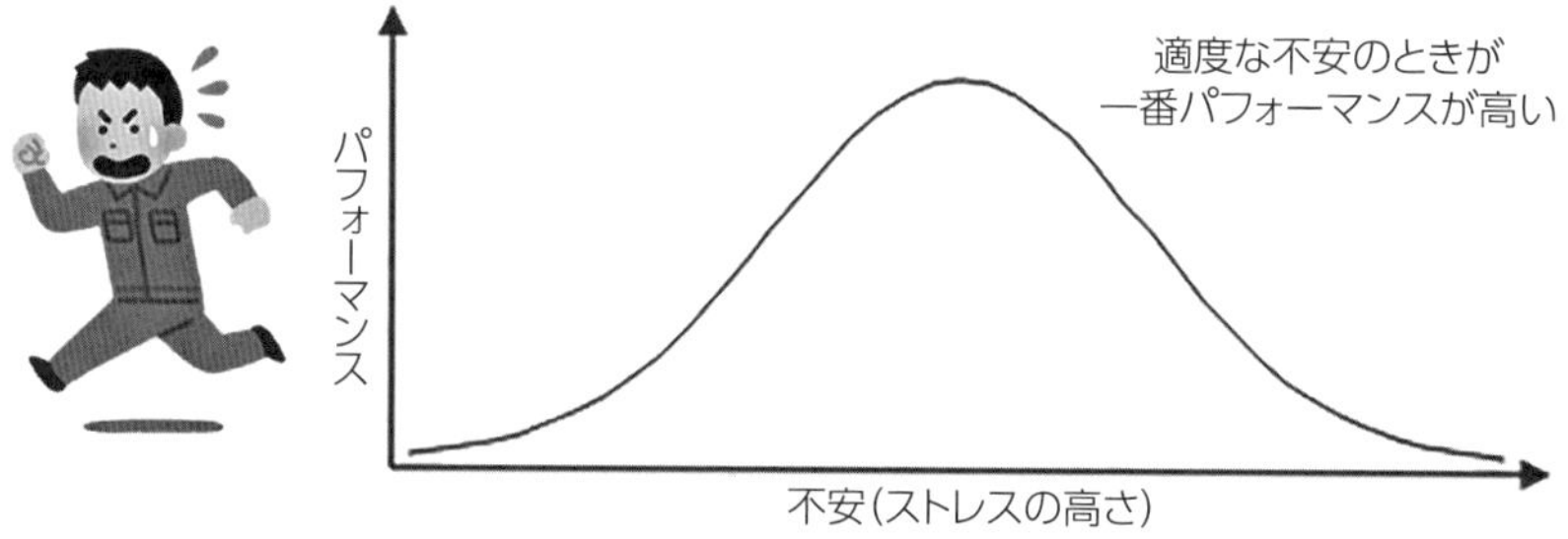
適度な不安のときが
一番パフォーマンスが高い
パフォーマンス
不安（ストレスの高さ）

不安によって生活に支障が生じるとき

不安は本来役に立つものですが、不安によって生活に支障が出ることもあります。①アラームの閾値《いき》[※1]が下がり、ささいなことで不安になってしまう場合と、②不安についてもやもやと考え続けてしまう場合です。

アラームは、自分の生活にとって適度な閾値で鳴ると、ちょうどよく生活できます。適切な値というのは、当然、生活環境によって異なります。たとえば、日本で市街地を日中歩くぶんには、過度に身の危険を感じる必要はありません。でも海外の治安の悪い地域なら、警戒しなければいけません。

※1　閾値　反応を示す最小の刺激価。たとえば、家庭にある煙感知器は、感知器内の煙濃度が一定以上になると鳴るようになっている。この場合、アラームが鳴る最小の濃度が「閾値」。閾値が低すぎると誤作動ばかりになってしまい、逆に高すぎると本当に火事が起きていても鳴らなくなってしまいます。

アラームの閾値は、不安や恐怖を感じるような出来事があると下がります。

ある架空の男性・Aさんが、名古屋の市街地を歩いていたときにひったくりにあいました。その後しばらくは、市街地を歩く際にとても警戒するようになりました。これが「閾値が下がった」状態です。

その後、外出を続けて無事に帰宅することをくり返すと、かばんは建物側で持ちつつも、リラックスして歩けるようになりました。このように不安の閾値は一時的に下がっても、徐々に元に戻り、生活[※2]に支障がない程度に落ち着きます。

もしAさんがひったくりにあった後、家から全く出なくなってしまうと、「本当はほぼ安全である」ことを永遠に学習できません。いつまでたっても、安心し

※2　Aさんの場合、かばんは建物側で持つという変化は残っているが、ひったくりにあうリスクは実際ゼロではないので、むしろ〝適応的な変化〟といえる。

て外を歩けなくなってしまいます。「実際の危険度」が高くないのなら、不安の対象を過度に避け過ぎないことが大切です。

ただし、これが治安の悪い地域で起きたことであれば、Aさんは閾値を高くせず保ち続け、警戒を続けるべきです。実際に危険な状況なのに、不安のアラームを無視して無防備に歩くことに慣れてしまうと、危険にさらされます。不安のアラームに従うかどうかは、「実際の危険度」を判断する必要があります。

ネガティブな思考のループ

不安を含め、ネガティブな感情は本来有益なものですが、だらだらとループに陥るのは精神衛生上よくありません。

「なんであんなことしてしまったんだろう…どうしてだろう…」などと、過去のことについて考えるループを「反すう」、「これから大丈夫かな…どうしよう…大丈夫かな…」と未来のことについて考えるループを「心配」といいます。

問題解決につながる考えごとなら、それで一時的に嫌な気持ちになったとしても、長期的には問題ありません。しかし、問題解決につながらない思考のループをくり返すのは問題です（思い悩むこと自体は悪くないのですが、同じことを何度ももやもやと考えてしまうのはいけません）。1日の時間の多くを反すうや心配に費やしていると、それだけ不快な気分で過ごすことになるので、減らせるなら減らした方がよいものです。

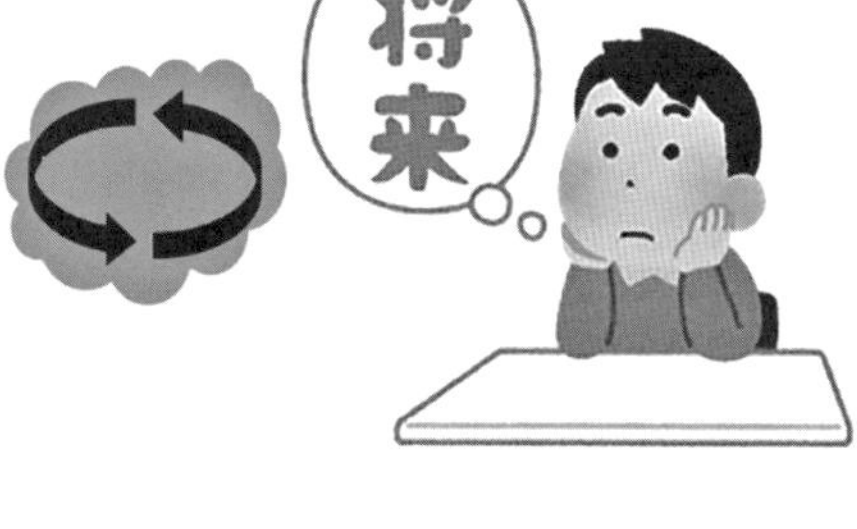

ネガティブな思考のループは癖のようなもので、何もすることがないときや、洗濯物を干すなど単純作業をしているときに、強まります。内容は具体的でなく、もやもやと考え続けてしまうのが特徴です。

同じことばかりが頭に浮かんでしまうときは、まずそれが解決できる内容なのか、それとも行き場がなくループになっているのか、分析してみるとよいでしょう。単純作業をするときに、ループに陥ることが癖になっている人は、その作業自体や、「今起きていること」に意識を集中するようにしましょう（後述の「ヨガ」が役立つかもしれません）。

不安とのつきあい方

ここまでの話をまとめると、「不安は本来役に立つ大切な感情ではあるけれども、現実の危険度に見合わない回避や、問題解決につながらないネガティブな思考のループは減らしたほうがよい」ということになります。

くり返しになりますが、不安とつきあううえで一番大切なのは、「不安は大切な感情である」と考えることです。「不安になったらダメ」と考えるのは禁物！学校や職場、対人関係の中で不安を生じたときには、「この状況なら仕方ないな」「自分は今こういう状況で不安なんだな」と、自分の不安を認めてあげましょう。ループが癖になってしまった場合は、意識して変えていきましょう。

不安を減らす方法

不安は悪いものではないとわかっても、今より不安を減らしたいという人もいるでしょう。では、不安を減らすにはどうすればいいのでしょうか？

解消法として、効果が示されているものがいくつかあります。ここでは、公平な手法で行われた研究※3を客観的な手法※4でまとめた結果、効果が示されたものを紹介します。

①運動

運動には不安を減らす効果があることが示されています。週に2～4回、20～90分程度の有酸素運動が推奨されます。

②ヨガ

ヨガにも不安を減らす効果があることがわかっています。多くの研究では、ポーズ、呼吸法、リラクゼーションの組み合わせを、週に1～7回、1回20～60分で行っています。ヨガは、過去や未来ではなく、「今」に集中する練習になるといわれています。

③オメガ3脂肪酸

オメガ3脂肪酸は、海産物※5（特にさんまなどの青魚）に多く含まれる油です。オメガ3脂肪酸のサプリメント（２００～４０００㎎／日）に不安を減らす効果があることが報告されています。オメガ3脂肪酸は揚げると減少し

※3　無作為化比較試験

※4　メタ解析

※5　海産物を週1回以上食べる人は、海産物をほとんどまたはまったく食べない人と比べて、心疾患による死亡率が低いという報告がある。

一方で、オメガ3脂肪酸のサプリメント自体は心疾患の死亡率を下げない。心疾患のリスクのことも考えると、サプリメントではなく、海産物そのものをとったほうがよいと考えられる。オメガ3脂肪酸は、感染リウマチの症状を和らげるという報告もある。

てしまうため、焼いて食べましょう。

「不安症」の診断と治療

不安を減らす3つの方法のいずれも、「不安症」の診断がつく、程度の強い不安には効果が示されていません。不安症と診断されたら、精神科や臨床心理士による専門的な治療が必要です。

不安症と診断されるのは、生活が不便になったり、生活の幅が狭くなったりするほど不安が強い場合です。

不安症にはいくつか種類があります。代表的な3つについてご紹介します。

①パニック症

突然前触れもなく、動悸や過呼吸、発汗などを伴うパニック発作が起こることがあります。パニック発作自体は、健康な人にも起こり得るもので、たいてい1時間程度で自然に収まり、体への悪影響も特にありません。

しかし、パニック発作を何度か経験した方の中には、「発作が起こると死んでしまうのではないか、気が狂ってしまうのではないか」と考え、発作自体が怖くなってしまう方がいます。その結果、パニック発作と似た体の感覚や、パニック発作が起こると困る状況を、過度に避けたり（実際の危険度に見合わない回避）、パニック発作について持続的に心配する（ネガティブな思考のループ）ようになります。こうなると、「パニック症」と診断されます。

パニック症の方は、「逃げられない場所（もしくは助けを呼べない状況）」で発作が起こることを恐れ、ひとりで出かけることや、映画館などの閉鎖空間、公共交通機関の中、高速道路上などを避けてしまいます。

パニック症には、抗うつ薬がよく効きます。また、考えや行動を変えることで症状を改善させる精神療法の「認知行動療法」もよく効きます。パニック症の認知行動療法は、苦手な場所や状況、身体感覚をあえて練習する「暴露療法」※6が中心となります。

②社交不安症

人前でスピーチをするとき、周囲の視線を感じるような状況、会食、電話での会話など、社交的な場面に対し、強い不安や身体的反応を起こすのが「社交不安症」。誰でもこのような場面では不安や緊張を感じるものですが、そのために人前に出ることを避け、生活に支障が出るまでになってしまうと、この診断がつきます。

社交不安症があると、あとから「自分は何か恥ずかしい振る舞いをしたのではないか」と頭の中で反省会をしてしまうことも多くあります。これは反すうのひとつです。

※6 暴露療法

たとえば動悸が起こることに不安を感じているのであれば、踏み台昇降運動をする。呼吸困難が苦手なのであれば、鼻をつまんでストローのみで呼吸をする、というように苦手な感覚を再現し、くり返し練習するというもの。

苦手な場所や状況に対しては、段階的にさらしていく。予想される「不安度」を想定し、不安度が低いものから順番に並べ、適度なところからやってみて（「段階的暴露」と呼ばれています）、課題がクリアできたら次の段階に進み、少しずつ難易度を上げていく。

図表2　暴露療法（段階的暴露）の例

目標：新幹線の「のぞみ」で東京まで行く	
課題	予想される不安度
地下鉄で名古屋まで行き名古屋から新幹線の「のぞみ」で東京まで行く	100%
地下鉄で名古屋まで行き名古屋から新幹線の「こだま」で東京まで行く	90%
地下鉄で名古屋まで行き名古屋から新幹線の「こだま」で浜松まで行く	80%
地下鉄で名古屋まで行き名古屋からJR在来線で浜松駅まで行く	70%
地下鉄で名古屋駅まで行く	60%
地下鉄で最寄駅から3駅のところで降りる	50%
地下鉄で最寄駅から1駅のところで降りる	40%
地下鉄の駅の構内で20分過ごす	30%

社交不安症に対しても、抗うつ薬や認知行動療法がよく効きます。パニック症のように少しずつ不安に馴らしていく方法と、行動実験[※7]との2種類の方法があります。

③全般性不安症

「全般性不安症」とは、特定のものにではなく、さまざまな事柄に関して不安になってしまう病気で、「心配性」を強くしたようなもの。ネガティブな思考のループが起こり、生活に支障が出ている状態です。不安や心配に伴い、緊張感や疲労感、睡眠障害、怒りっぽさ、筋肉の緊張などが生じます。

全般性不安症に対しても、抗うつ薬や認知行動療法が効果的です。

災害時の不安

震災や水害など、災害が発生したときには「なるべく不安を感じない方がよいのでは？」と考える人もいるかもしれません。

ただ、ここまでの話を思い返してみてください。不安は役に立つ感情です。災害時にも同様で、不安を感じ、実際の危険度に合わせた行動を取ることが、危険への対処に役立ちます。

災害の際、適切な対処が取れる人は10％程度で、80％の人はフリーズして何もできないと言われています（10 - 80 - 10理論）。フリーズしてしまうのは、不安

※7 社交不安症に対する行動実験
「自分が恐れていることは本当に起こることなのか」を確かめるため、回避していることをわざと行い、周囲の反応をできるだけ客観的に観察する。
　赤面恐怖の人であれば、化粧などで顔を赤く塗った状態で歩いてみて、周りの人の反応をしっかり観察するというようなことをする。

を適切に感じ取れていないからです。「大変だ！」と強い不安を感じることができれば、素早い対処へとつながりやすくなるでしょう。

不安が強い人と接したときには

不安が強い人に対して「不安にならなくてよい場面なのに、いくら説明してもわかってもらえない」「自分が苦手な状況を全部取り除いてあげたら、不安なく過ごせるのではないだろうか」などと考える人もいるかもしれません。

過度な不安は、アラームの閾値の問題です。過去に生じた出来事や、置かれていた環境など（遺伝的な影響も多少あるかもしれません）のために、アラームの閾値が「実際の危険度」よりも低いのだと思われます。

これは、実生活の中で体験しながら戻していく、もしくは薬物療法などの治療によって改善させるしかなく、他者から大丈夫だと説明されてもなかなか変わるものではありません。

とはいえ、不安症の人に無理やり不安を乗り越えさせようとすると、むしろ悪影響を与えかねません。暴露療法は、専門家が適切に行うことで効果を示すもので、専門家以外の人が無理やり行うものではありません。

また、あなたが不安を取り除いてしまうと、不安症の方自身が不安と向き合えなくなり、「本当はほぼ安全」ということを学習できなくなってしまいます。全ての不安を取り除くのも、現実には不可能です。無理なことをがんばろうとするあまり、あなたの負担感が強まり、余裕ある対応ができなくなってしまいます。

家族が花粉症だからといって、無理やり花粉にさらすことも、決して花粉に触れるなと過保護になることもないでしょう。花粉の時期になったら「この時期は大変だな」と思いやるのではないでしょうか。

不安についてもこれと同じです。「不安が強い」という特性を理解するだけで、十分なのです。誰かの不安の強さを、専門家以外が治すことはできません。特別なことはせず、普通に接しましょう。

新型コロナウイルス感染症への不安

令和2年9月現在、新型コロナウイルス感染症が流行しています。不安に思われている人も多いのではないでしょうか。

新型コロナウイルスに対しての不安についても、これまでお伝えした対処法が使えます。つまり、①適切に不安を感じ、実際の危険度に合わせた行動をとる、②「心配」のループをくり返さないことです。

実際の危険度を判断するためには、信頼できるテレビニュースやインターネットの情報を、定期的に確認するようにしましょう。ただ、延々と見続けるのはよろしくありません。「心配」のループが続いてしまいます。テレビを観る時間は制限しつつ、情報をしっかり取り入れましょう。

新型コロナウイルス感染症に対する適切な行動のひとつは、なんといっても感染予防対策です。流行の程度にもよりますが、手をよく洗い、マスクをつけ、「密」な状況をできるだけ避けましょう。

また、自粛生活をしているとどうしても生活リズムが狂いがちで、そうなると「心配のループ」が増えてしまう人もいます。睡眠や3食の時間を決め、1日1回は感染リスクの少ない活動で、外に出るようにしましょう。

ウイルスの流行がまったく気にならず、無謀な行動をとってしまう人もいます。これはおそらく「正常性バイアス」という、本当は危険な状況なのに、「自分は大丈夫」と思い込んでしまう心理によるものです。正常性バイアスが働くと、危険を察知できず、無謀な行動をとってしまい危険です。くり返しになりますが、私たちを守ってくれる不安のアラームに耳を傾けながら、危険度を正しく判断して行動しましょう。

タバコによる健康被害
禁煙が自分と大切な人を守ります

医学研究科地域医療教育研究センター　教授
蒲郡市民病院呼吸器科特別診療科　部長
小栗　鉄也

タバコは吸う人自身にも、周りの人にも健康被害をもたらします。喫煙者は新型コロナウイルス肺炎の重症化や死亡の危険性が、吸わない人の3倍以上です。

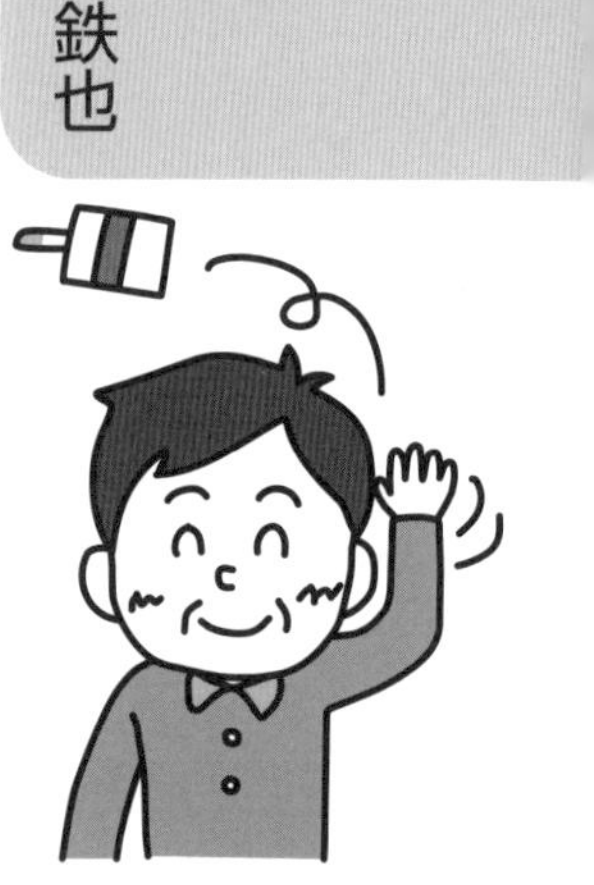

改めてタバコとは何か

タバコは、ナス科タバコ属の熱帯地方原産の植物の、葉を加工して作られる製品です。紙巻きタバコ、葉巻、パイプタバコ、噛《か》みタバコなど、さまざまな形態で嗜好《しこう》されています。

しかし、タバコの煙の中には、タバコ自体に含まれる物質と、それらが不完全燃焼することによって生じる4千種類以上の化学物質が含まれています。その中には２００種類以上の有害物質があり、発がん性物質は50種類以上にのぼります。

有害物質の中でもよく知られている3大物質が、ニコチン、タール、一酸化炭素。ニコチンには強い依存性があり、タバコがやめられなくなる大きな原因です。

タールはタバコのヤニの成分で、発がん性物質や発がんを促進する物質が数十種類以上含まれています。一酸化炭素は酸素を運ぶ機能を阻害し、酸素不足を引き起こします。

そのほかにも、ペンキ除去剤に使われるアセトンや、アリの駆除剤に含まれているヒ素、車のバッテリーに使われているカドミウム、工業溶剤に使われるトルエンなど、体にたいへん有害な物質がタバコの煙に含まれています。これらの有害物質は、タバコを吸うと速やかに肺に到達し、血液を通じて全身の臓器に運ばれ、さまざまな健康被害をもたらします。

軽いタバコなら健康的？

禁煙できないとあきらめ、ライトやマイルドといった軽いタバコならよいだろう、と吸い続ける方がいるかもしれません。

ライトやマイルドといった軽いタバコは、フィルターの穴から空気が入るため、体内に入るタールやニコチンの測定値が低くなるようになっています。ですからフィルターの穴を指でふさいで吸ってしまえば、軽くはなりません。

また、パッケージに書かれている表示成分は、測定機械で1分間の間に2秒だけの吸入をくり返し、1回35ccで、タバコ3cm残して吸ったときの、タールやニコチンの量を表示しています。つまり、普通にタバコを吸う場合は、パッケージに書かれている表示成分よりはるかに多くのニコチンやタールを吸い込んでいる

図表1　タバコに含まれる有害物質

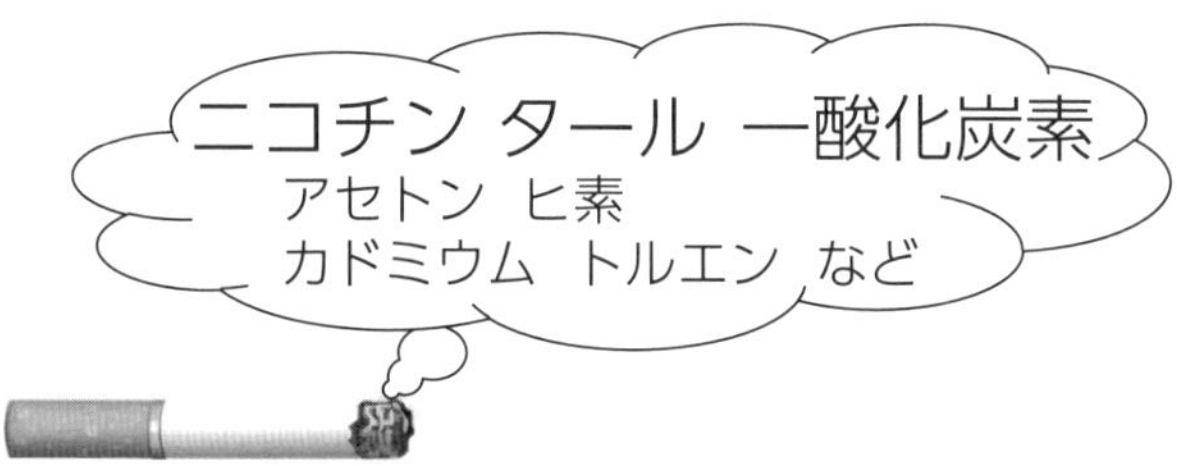

と思われるのです（図表2）。

実際に低タールのタバコに変えても、肺がんにかかるリスクは減らせないという結果も出ています。

新型タバコならOK？

最近は「新型タバコ」として、電子タバコや非燃焼・加熱式タバコも普及してきています。両者の違いは加熱する素材にあります。

電子タバコは液状のリキッドを使い、電気の力でリキッドから水蒸気を発生させ、それを吸い込みます。ニコチンを含むものと含まないものがあります。

非燃焼・加熱式タバコは、タバコの葉を使います。葉タバコを直接加熱し、ニコチンを含むエアロゾルを吸引するタイプと、低温で霧化する有機溶剤から発生させたエアロゾルをタバコ粉末に通過させ、タバコ成分を吸引するタイプとがあります。

販売されてから年月がそれほど経っていないため、新型タバコによる将来の健康被害についてはまだよくわかっていません。しかし非燃焼・加熱式タバコで吸い込む煙には、ニコチンや発がん性物質などの有害物質が含まれていることが明らかとなっています。

また、電子タバコによる肺疾患の発症と、それによる若年者の死亡例の報告が

図表2　パッケージ量より多くのニコチンやタールが吸い込まれている

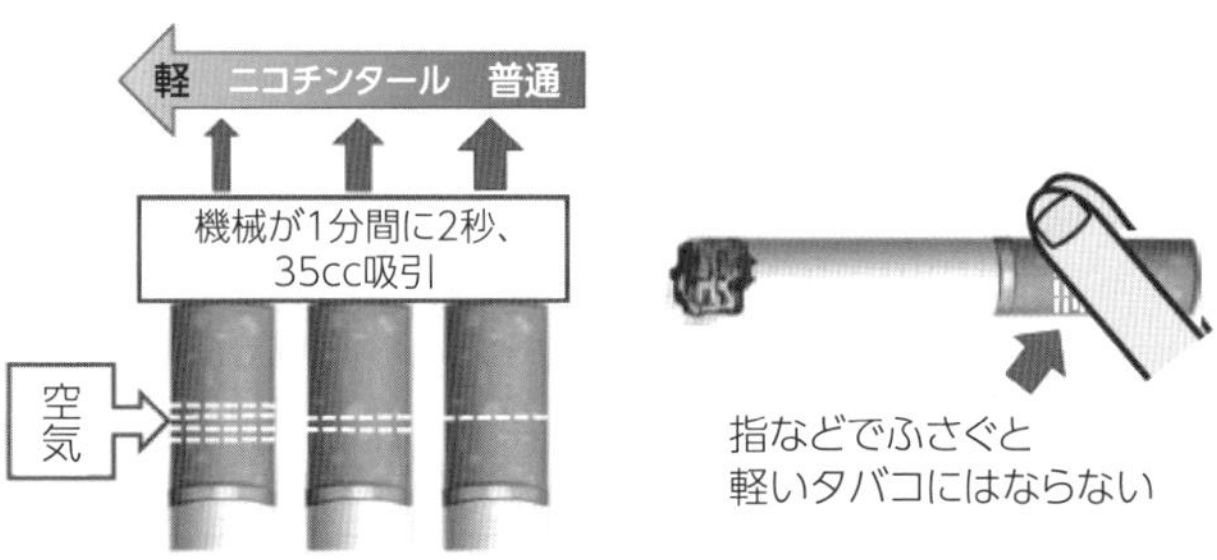
軽　ニコチン・タール　普通
機械が1分間に2秒、35cc吸引
空気
指などでふさぐと軽いタバコにはならない

相次ぎ、米国では風味つき電子タバコの販売が規制されています。日本呼吸器学会からも以下の見解が出されています。

①非燃焼・加熱式タバコや電子タバコの使用は、健康に悪影響がもたらされる可能性がある。

②非燃焼・加熱式タバコや電子タバコの使用者が吐き出したエアロゾルは周囲に拡散するため、受動吸引による健康被害が生じる可能性がある。従来の燃焼式タバコと同様、すべての飲食店やバーを含む公共の場所、公共交通機関での使用は認められない。

タバコによる経済的損失

タバコは、社会的損害も与えています。国や自治体にとって税収になる一方で、健康被害による医療費や早期死亡や病欠による生産性の低下、喫煙のための設備・掃除の費用、タバコの不始末が原因の火事による損失・消火費用などの経済的損失は、利益よりも多くなっています。

受動喫煙はマナーからルールへ

タバコを吸う人が吸い込むタバコの煙（主流煙）の中の化学物質は、タバコ製品の燃焼部分から出る煙（副流煙）や、タバコを吸う人が吐き出す煙（呼出煙）

図表3　タバコによる経済損失

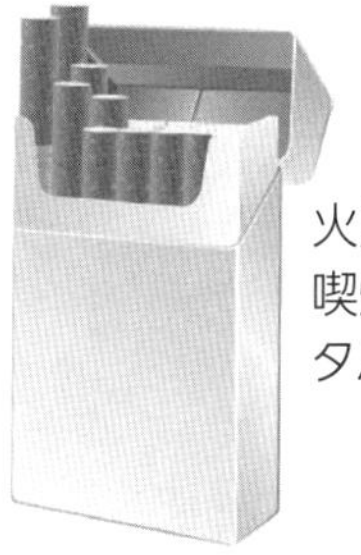

の中にも存在しています。タバコを吸わない人でも、タバコの副流煙と呼出煙の混ざった煙を吸い込むと、受動喫煙が起こります。副流煙はフィルターを通しておらず、燃焼温度が低いことから、主流煙よりも多くの有害物質を含むことが知られています。

受動喫煙には、3次喫煙「サードハンド・スモーク」もあります。喫煙によって発生したタバコの煙は、家具や壁紙、カーテン、子どもの玩具、自動車の内装、エアコンシステムの表面などさまざまなものに付着した後、徐々に空気中に再遊離します。つまり、タバコの煙がない環境でも、受動喫煙と同様に、タバコ由来の有害物質にさらされていることになります。

受動喫煙が与える健康被害について、肺がんとの因果関係は科学的に明らかとなっています。受動喫煙による肺がんリスクは1・3倍です。

子どもへの影響についても研究されており、両親が喫煙者である場合、乳幼児突然死症候群のリスクや、小児ぜんそくの発症リスクが高まることが知られています。さらに幼少時からの受動喫煙によって、子どもの注意欠陥多動障害による他者への攻撃的性格が現れやすくなります。

受動喫煙が病気や障害、死亡を引き起こすことがわかり、日本でも受動喫煙を防止するための法整備が行われました。2020年4月から健康増進法が改正され、望まない受動喫煙を防ぐ取り組みがマナーからルールに変わりました。

図表4　受動喫煙はマナーからルールへ

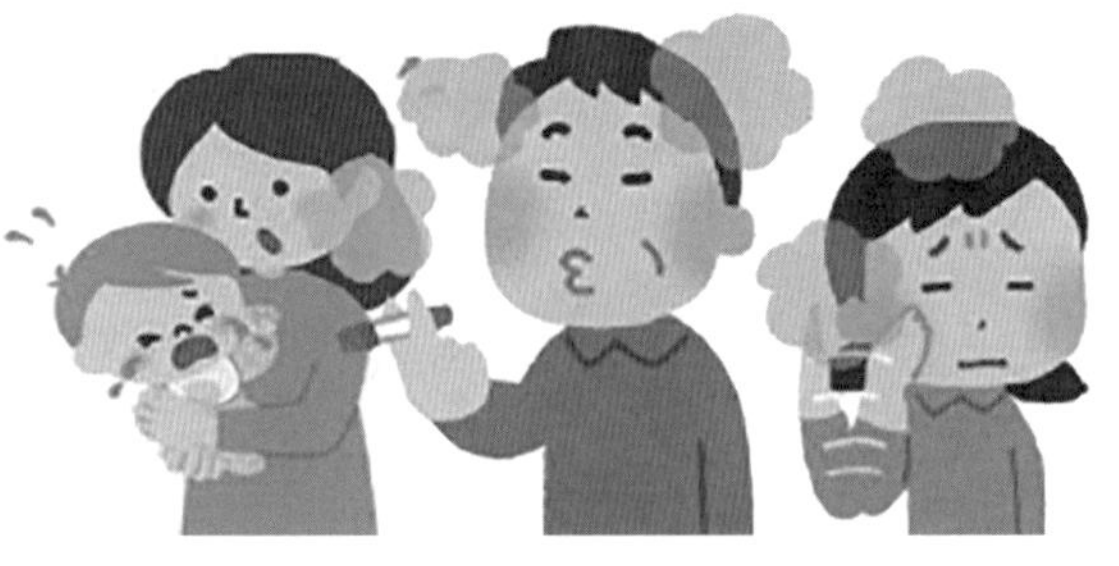

多くの人が利用する施設では、原則、屋内でタバコを吸うことはできなくなりました。学校、病院・診療所、児童福祉施設、行政機関などは、患者や子どもが多く利用することから、原則敷地内禁煙です。

一般の事務所、工場、飲食店、ホテルや旅館の共用部なども、屋内禁煙が原則です。喫煙専用室や加熱式タバコ専用の喫煙室は設置できますが、禁煙エリアへ煙が流出しないための要件を満たす必要があります。また、喫煙エリアは利用者・従業員ともに、20歳未満は立入禁止となっています。

タバコによる健康被害と代表的な肺の病気

タバコは、さまざまな病気の原因になることがわかっています。

怖い病気のひとつが「がん」ですが、タバコの煙に直接的にさらされるのどや肺に限らず、多くのがんがタバコと関係することがわかっています。

がんになった人のうち、男性で30％、女性で5％はタバコが原因だと考えられています。また、がんによる死亡は、男性で34％、女性で6％が、タバコが原因だと考えられています。

がんのほかにも、脳卒中や虚血性心疾患（狭心症や心筋梗塞）などの循環器疾患、慢性閉塞《へいそく》性肺疾患などの呼吸器疾患、さらに生活習慣病の糖尿病、妊娠周産期の異常（早産、低出生体重児、死産、乳児死亡など）、歯周病など、さまざま

図表5　タバコによる健康被害

●がん
肺がん
白血病（急性骨髄性白血病）
口腔／咽頭がん　喉頭がん
食道がん　胃がん
膵臓がん　腎臓がん
膀胱がん　子宮頸がん

●呼吸器疾患
慢性閉塞性肺疾患（COPD）
肺炎
ぜんそく

●循環器疾患
冠動脈疾患
脳卒中
末梢動脈疾患
腹部大動脈瘤

●生殖
低出生体重
妊娠合併症
不妊
乳幼児突然死症候群

●その他
手術結果／治癒不良
股関節部骨折
骨粗しょう症
白内障
胃潰瘍
糖尿病
メタボリックシンドローム

な病気がタバコに起因します。20歳よりも前に喫煙を始めると、タバコを吸わない人に比べ、男性は8年、女性は10年も命が短くなります。受動喫煙によっても、がんのほか、虚血性心疾患、脳卒中などになることが明らかになっています。

タバコとの関連が特に深い、2つの肺の病気について見ていきましょう。

慢性閉塞性肺疾患

「慢性閉塞性肺疾患」とは、タバコの煙を主とする有害物質を長期で吸入することで生じる肺の病気で、喫煙習慣を背景に中高年で発症します。

タバコの煙を吸入すると、肺の中の気管支に炎症が起こり、咳や痰などの症状が出ます。また、気管支が細くなることによって、空気の流れが低下します。さらに、肺胞[※1]が破壊されて、機能を持たないただの大きな空気の袋と化し、酸素の取り込みや二酸化炭素を排出する機能が低下します。

これらの肺や気管支の変化は、治療によって元に戻ることはありません。進行すると、坂道を歩くときや階段の昇り降りなど、体を動かしたときに息切れが現れます。

タバコを吸い続けると肺機能の悪化が加速しますので、禁煙が治療の基本です。薬の療法は、主に気管支を拡げる薬（抗コリン薬・β2刺激薬）の吸入です。薬以外の療法では、呼吸リハビリテーション（口すぼめ呼吸や腹式呼吸などの呼吸訓練・運動療法・栄養療法など）が中心となります。

※1　肺胞
肺の中にある、ぶどうの房状の小さな袋で、酸素と二酸化炭素を交換する場所。

肺機能の悪化がさらに進行してしまった場合には、日常生活でも常に酸素吸入が必要となります。

肺がん

肺がんとは、通常肺そのものから発生した原発性肺がんのことをいいます。がんの中で最も死亡数が多く、7万人以上の人が毎年、肺がんで命を亡くしています。

肺がんの原因の70％はタバコ。タバコを吸うと有害物質が速やかに肺に到達し、DNAに損傷を与えるなど、がんの発生メカニズムのさまざまな段階に関与します。受動喫煙も、肺がんの発症リスクを高めます。

タバコは肺がんの再発のリスクを高めるだけでなく、治療効果を下げる原因にもなり、肺がん患者の予後悪化との因果関係も十分あるとされています。

肺がんには4つの種類（小細胞がん、扁平《へんぺい》上皮がん、腺がん、大細胞がん）があります。転移のないものから転移を起こした進行がんまでの4段階に分類され、進行度に応じて治療します。

治療法には手術、放射線治療、薬物治療（抗がん剤や分子標的治療薬[※2]）、そして最近新たに加わったがん免疫療法があり、どれか単独、もしくはこれらを組み合わせて治療します。分子標的治療による治療を受けられるかどうかについては、

※2 **分子標的治療薬**
がん細胞に多く見られたり、がんの増殖に関係したりする分子に標的を定めて、がん細胞だけをピンポイントでねらい撃ちする治療薬。

遺伝子検索を行って、ターゲットとなる分子の有無を確認しなければなりません。

世界的な科学雑誌『ランセット』は、5年ごとに世界の国と地域におけるさまざまながんの予後について報告しています。2010年から14年の5年間、肺がんの5年生存率が日本は32・9％で、世界の国と地域の中でトップでした。しかしまだ、十分な成績とはいえません。早期発見し、適切な治療を行うことで、がんによる死亡を減少させることが必要です。

このため、日本では、厚生労働省の「がん予防重点健康教育およびがん検診実施のための指針」で検診方法が定められています。40歳以上の方は1年に1回、肺がん検診を受けるとよいでしょう。

禁煙治療

禁煙ができない原因は、ニコチン依存症にあります。

タバコを吸うと、ニコチンが脳にあるニコチン受容体に結合し、快感を生じさせる物質・ドーパミンが大量に放出され、快感を味わうことができます。しかし、30分もすると体内のニコチンは切れ、反対にイライラする、落ち着かないなどの禁断症状が現れるため、またタバコを吸うようになります。これがニコチン依存症のメカニズムです。タバコをやめたいと思っても、自分で禁煙に成功できる人は多くありません。

【ニコチン依存度テスト】

以下の項目が5つ以上該当すれば、「ニコチン依存症」です。

①自分が吸うつもりよりも、ずっと多くタバコを吸ってしまうことがありますか？

②禁煙や本数を減らそうと試みて、できなかったことがありましたか？

③禁煙や本数を減らそうとしたときに、タバコがほしくてほしくてたまらなくなることがありましたか？

そこで、喫煙は「喫煙病（依存症＋喫煙関連疾患）」という病気、タバコを吸う人は「積極的な治療を必要とする患者」とみなした禁煙治療が、健康保険などで受けられるようになっています。下記の要件を満たせば、禁煙外来での治療を受けられます。

①ニコチン依存症を判定するニコチン依存度テストで5点以上
②「1日の喫煙本数×喫煙年数」が200以上（35歳未満は対象外）
③直ちに禁煙を始めたいと思っている
④禁煙治療を受けることに文書で同意している

禁煙治療に用いられる禁煙補助薬には、ニコチンを含む製剤による「ニコチン置換療法」と、ニコチンを含まない「経口禁煙補助薬」による治療があります。禁煙治療は12週間が基本で、その間に診察を5回受けることになります。途中で受診をやめると禁煙成功率は低く、最後まで受けることが大切です。

禁煙が人生にもたらす効果

35～40歳で禁煙すれば、寿命はタバコを吸わない人と同じになります。50歳で禁煙しても6年、60歳なら3年寿命を延ばすことができると言われています。

禁煙2年後からは、タバコを吸い続ける人に比べ、冠動脈疾患のリスクが低下します。禁煙5年後には肺機能の低下速度が、タバコを吸わない人と同等になり

④禁煙したり本数を減らそうとしたときに、次のどれかがありましたか？（イライラ、神経質になる、落ち着かない、集中しにくい、ゆううつ、頭痛、眠気、胃のむかつき、脈が遅い、手のふるえ、食欲または体重の増加）
⑤④で伺った症状を消すために、またタバコを吸い始めることがありましたか？
⑥重い病気にかかったときに、タバコはよくないとわかっているのに吸うことがありましたか？
⑦タバコのために自分に健康問題が起きているとわかっていても、吸うことがありましたか？
⑧タバコのために自分に精神的問題が起きているとわかっていても、吸うことがありましたか？
⑨自分はタバコに依存していると感じることがありますか？
⑩タバコが吸えないような仕事やつきあいを避けることが何度かありましたか？

ます。喫煙を続けた場合よりも、禁煙した方が肺がん死亡率も低くなり、禁煙後の年数が長いほど低下します。

禁煙が遅すぎることはなく、する気になったらすぐ禁煙することが大切です。

現在、新型コロナウイルス感染症が世界を震撼《しんかん》させています。タバコは新型コロナウイルス肺炎重症化の最大のリスクで、タバコを吸う人は、人工呼吸器の装着の必要性や死亡する危険性が、タバコを吸わない人の3倍以上になることが明らかになっています。

タバコを吸うと、汚染された可能性のある手を何度も口元に近づけることになるため、感染リスクを高めることにもなります。WHO（世界保健機関）も、新型コロナウイルス感染対策として禁煙を強く勧めています。

自分と大切な人の健康を守るために、タバコを吸わない、吸わせないことを心がけてください。

コラム
Column
3

開学70周年、積み重ねられた歴史とレンガ

大学事務局　宅見 洋祐

2020年、名市大は開学70周年を迎えました。記念事業のシンボルとも言えるメイン事業が、学生会館のリニューアル。会館は1974年の建設以来、滝子キャンパスに通う学生が、ランチや歓談、クラブ活動、就活相談などができる場所として親しまれてきました。

2018年4月、開学65周年記念事業として、会館前の広場を改修。本学学生からの意見をもとにデザインし、素材には名古屋市の浄水場で100年以上使われた歴史あるレンガを再利用しました。20年はさらに、外壁も統一感の出るレンガ造りに改修しました。

同時に会館内の食堂やホールも改修し、2階には新たに、大学の歴史や伝統、活動成果などを発信する施設「NCUラウンジ」を設置。学生や地域の方が集まれるよう、談話室も設けています。会館を利用する方々が互いに交流し、大学が積み重ねてきた歴史を感じてもらえるよう願っています。

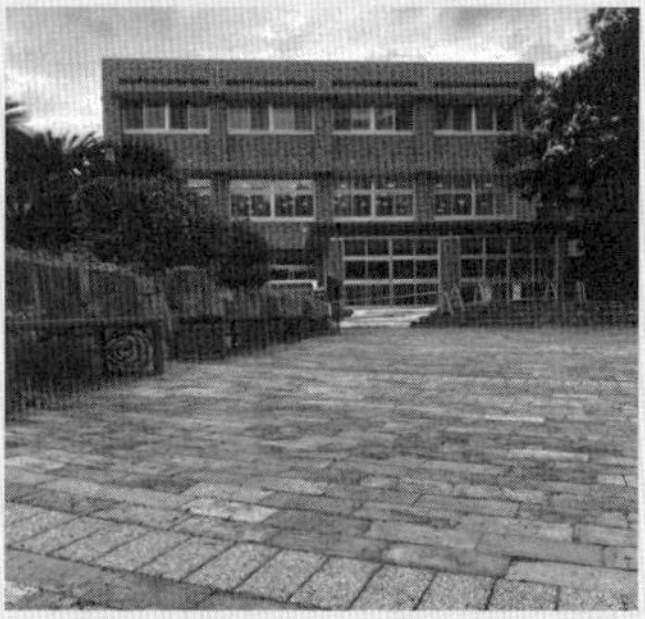
レンガ造りで統一された広場と学生会館

ちなみに新しい学生会館の愛称は、学生・教職員などの投票で「山の畑会館」に決定。「滝子キャンパス」の正式名称は、実は「山の畑キャンパス」ですが、この10年ほどで、最寄りのバス停名でもある「滝子」で呼ぶ人が徐々に増え、現在は大学でも「滝子（山の畑）キャンパス」と記しています。ただ、今回は古い名称を残そうという想いがここに集結しました。名前ひとつにも小さな歴史が息づいています。

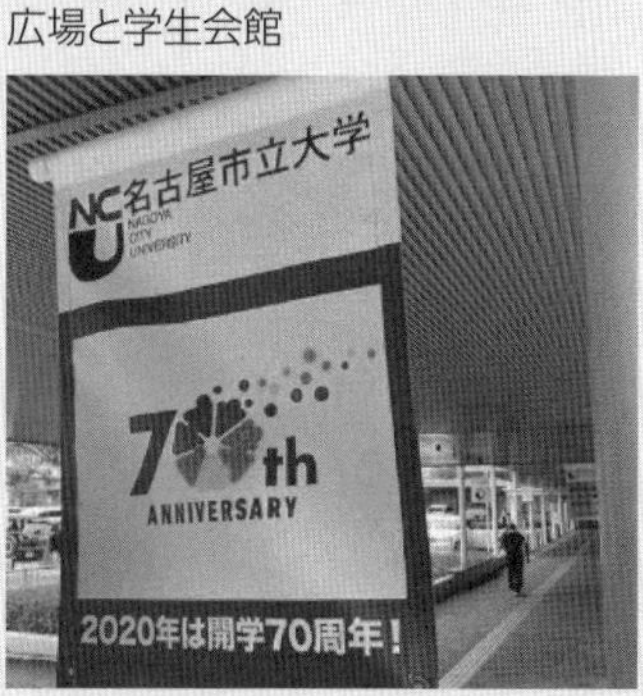

名市大病院前の70周年記念バナー

長引く咳にご用心！ 咳ぜんそくってどんな病気？

医学研究科呼吸器・免疫アレルギー内科学　教授　新実　彰男

新型コロナウイルス感染症の特徴に咳がありますが、咳が2、3週間以上止まらない「咳ぜんそく」が増えています。咳ぜんそくからぜんそくに移行することもあるので、「ただの風邪」などと甘く見ず、呼吸器内科を受診しましょう。

増えている「咳ぜんそく」

咳は風邪の代表的な症状。煙を吸い込んだり、のどになにかつまったりしたときにも、よく出ます。このため、咳は軽く考えられがちですが、肺結核や肺がんの主な症状も咳。咳が長引き、いつまでも治まらない場合には、注意が必要です。

咳が長引く病気はいくつかありますが、近年増えているのが「咳ぜんそく」。「ぜんそく」とは異なる病気です。「ぜんそく」の患者数は、各種の調査から全国で400～500万人ほどと推計されています。一方、「咳ぜんそく」は近年知られるようになった病気で、患者の総数はよくわかっていませんが、ぜんそくより

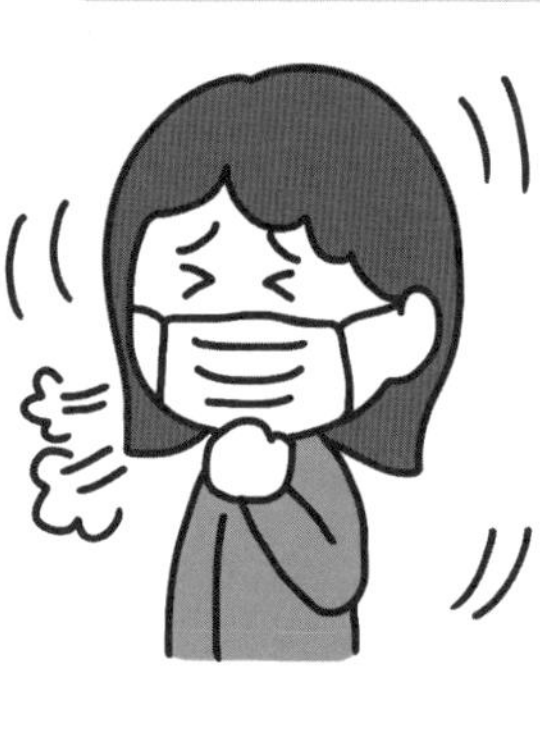

も多い、という意見も聞かれます。

ある大学病院のぜんそく・咳の専門外来では、10年あまりで咳ぜんそくの患者数が3倍以上に増加しています。咳ぜんそくは男性より女性に多く、大人になってから発症することが多いため、乳幼児や学童期にはやや少ないといわれています。

「咳ぜんそく」の症状は？

ぜんそくは、気管支の粘膜に慢性的な炎症が起こり、気管支が過敏になる病気です。過敏になった気管支が、ほこり、冷気、ウイルス感染（風邪）などの刺激を受け、空気の通り道がひどく狭まると、「ぜんそく発作」が起こります。

強い発作が起こると呼吸困難を生じ、酸素不足に陥る場合もあります。発作の程度が軽い場合には、「胸が重苦しい」「のどや胸の奥に何かつまった感じがする」こともあります。

狭まった気管支を空気が通るとき、つまり息を吸ったり吐いたりするときに「ゼーゼーヒューヒュー」という音が聞こえることがあり、これを「喘鳴《ぜんめい》」と呼びます。喘鳴はぜんそくの特徴のひとつで、ぜんそくかどうか見分ける手がかりになります。

咳ぜんそくでは、ぜんそくほどには気管支が狭まらず、呼吸困難

図表1　ぜんそくの主な症状

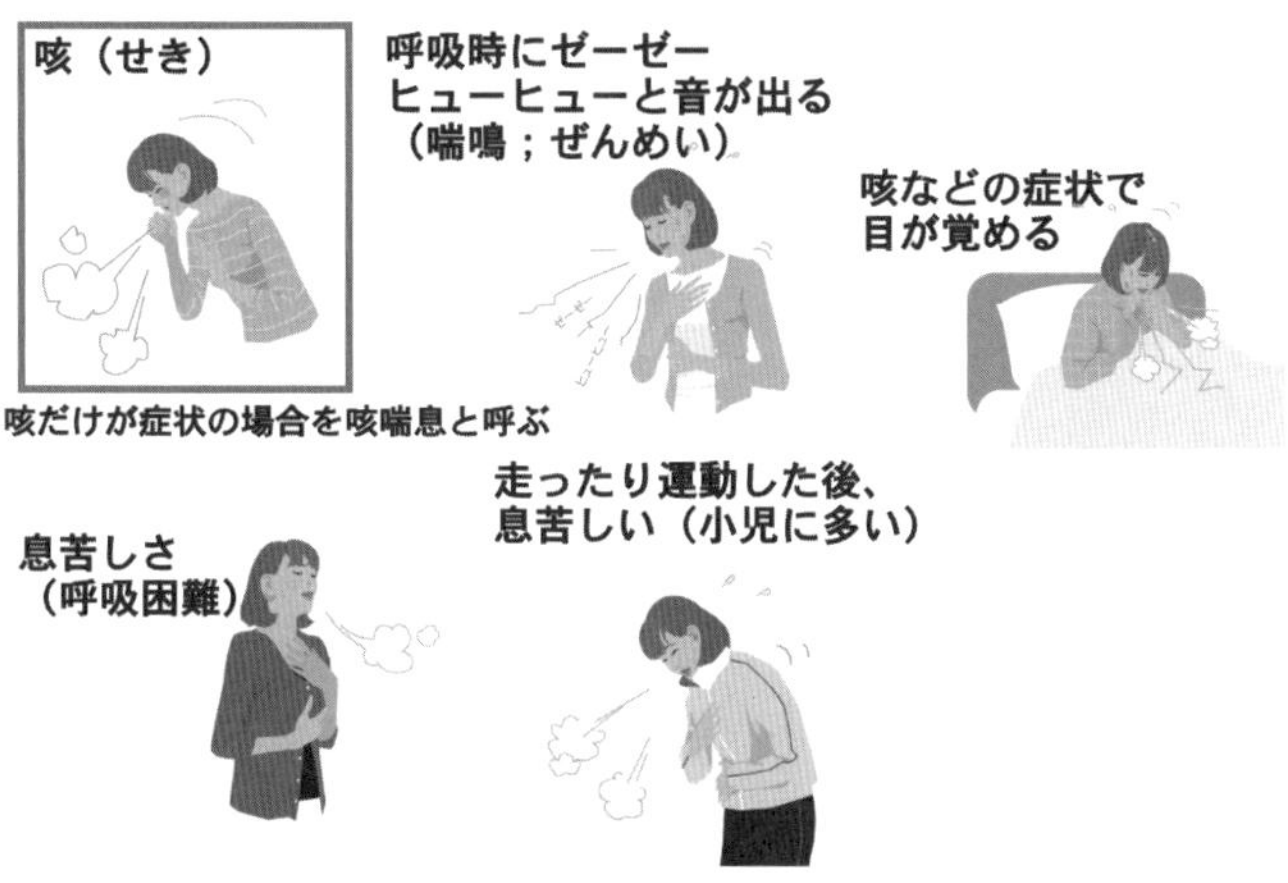
咳（せき）
咳だけが症状の場合を咳喘息と呼ぶ
呼吸時にゼーゼー
ヒューヒューと音が出る
（喘鳴；ぜんめい）
咳などの症状で
目が覚める
息苦しさ
（呼吸困難）
走ったり運動した後、
息苦しい（小児に多い）

や喘鳴がなく、咳だけが慢性的に続きます。喘鳴がないため見分けが難しく、風邪や気管支炎として見過ごされることも少なくありません（ぜんそくでも、咳が出ることはあります）。

咳ぜんそくを長引く風邪だと思い込んでいた例を紹介します。

T子さん（主婦・35歳）は、子供の頃からスギ花粉症がありますが、ぜんそくといわれたことはなく、咳が続くこともありませんでした。

冬になって風邪をひき、微熱、鼻水やのどの痛みはすぐに治まりましたが、咳だけが止まりません。咳は、夜間に出ることが多く、喘鳴や息苦しさはありませんでした。

風邪が長引いていると思い、我慢して様子を見ましたが、1～2カ月経っても少しもよくなりません。やがて咳のため十分に眠れなくなり、風邪をひいてから約3カ月経って呼吸器内科を受診し、咳ぜんそくと診断されました。

咳ぜんそくを放っておくと、3～4割は、ぜんそくに移行すると考えられています。早めに受診して正しい診断を受け、適切な治療を行うことが大切です。

咳ぜんそくの特徴

咳ぜんそくの多くは、アレルギーによって起こります。アレルギーを起こす原

図表2　気管、気管支と肺

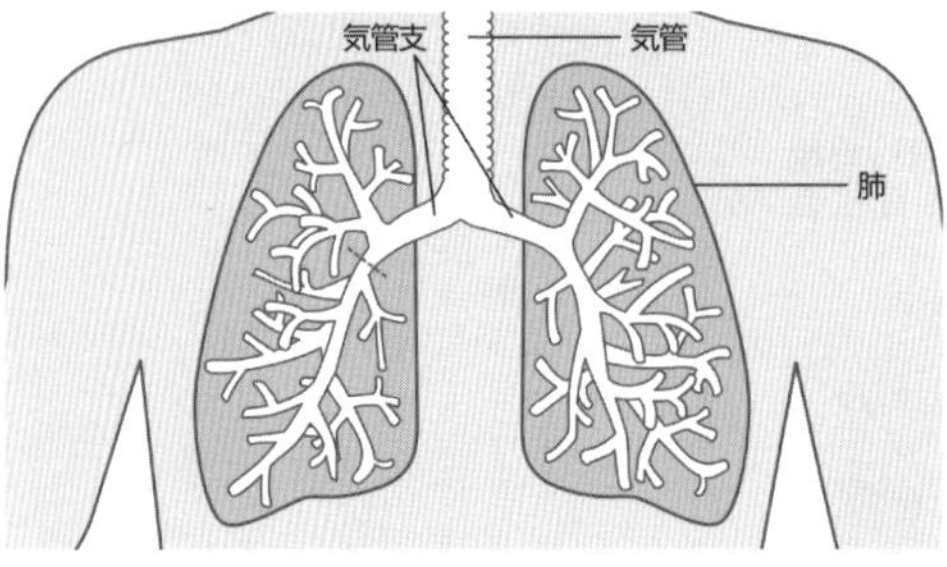

気管から左右の気管支が枝分かれしている。気管支はさらに何度も枝分かれして、肺の中に分布する

（NHK「きょうの健康」テキスト（NHK出版）2011年2月号より）

因物質（アレルゲン）には、ハウスダスト（家のほこり）、ダニ、スギ・ヒノキなどの花粉、イヌ・ネコ・ハムスターなどのペットのフケや毛などがあります。

咳ぜんそくには、以下に挙げる特徴があります。喘鳴のない咳が2～3週間経っても改善せず、これらの特徴が当てはまれば咳ぜんそくが疑われますので、呼吸器内科やアレルギー科を受診することをお勧めします。

①夜間から早朝に咳が出る

夜間は自律神経のバランスが崩れやすいこと、睡眠中に口で呼吸すると気管支の粘膜が乾燥すること、寝具の中のダニなどを吸入してしまうことなどが要因と考えられています。

②日によって調子の「よい」「悪い」がある

気圧や気温、湿度の影響で、台風や雨が近づくと症状が悪化することがあります。ほかにも、線香や花火の煙、受動喫煙、香水などの匂い、飲酒、過労、黄砂の飛散など、さまざまな要因で悪くなることがあります。

図表3　気管支の断面

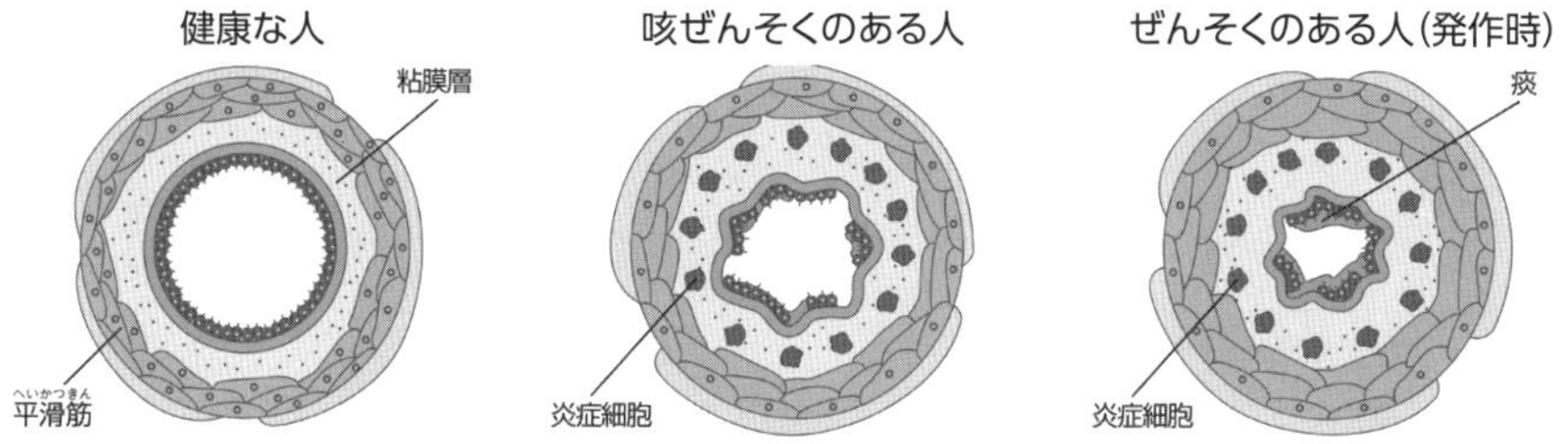

健康な人：気管支の周囲は、平滑筋という筋肉に取り囲まれており、その内側に粘膜層がある。空気の通り道は広い

咳ぜんそくのある人：粘膜層に炎症が起こり、空気の通り道が、健康な人とぜんそく患者の中間ぐらいに狭まっている

喘鳴	なし
呼吸困難	

ぜんそくのある人（発作時）：粘膜層に各種の炎症細胞が集まり、粘膜層が腫れ、痰もたまっている。平滑筋が収縮し、空気の通り道が狭まっている

喘鳴	あり
呼吸困難	

（NHK「きょうの健康」テキスト（NHK出版）2011年2月号より）

③ほこりを吸うと悪化する
掃除や布団の上げ下ろしなどを行って、ほこりを吸い込むと、症状が悪化することがあります。

④季節性がある
スギ・ヒノキ花粉が飛散する春、雨の多い梅雨どき、台風が多くダニやハウスダストが増える秋、風邪をひきやすい冬など、患者さんごとに悪化する季節があります。真夏は比較的軽くなる傾向があります。

⑤風邪の後、咳が長引いてよくならない
風邪やインフルエンザで発熱などが治まった後、咳だけが続くことはよくあります（感染後咳嗽《がいそう》）。

このような単純な感染症の後の咳は、長くても数週間以内に自然に治ります。咳ぜんそくの症状が風邪をきっかけに起こった場合は、自然にはよくなりません。

なお、肺がん、結核、肺炎などの病気では、咳以外に血痰《けったん》（痰に血液が少量混じる程度のもの）、発熱、呼吸困難などを伴う場合もあります。また最近問題となっている新型コロナウイルス感染症では、咳、発熱のほか、倦怠《けんたい》感、味覚障害、嗅覚障害、呼吸困難などを伴うのが特徴です。このような症状があれば早めに受診しましょう。

図表4　咳ぜんそくの主な特徴

喘鳴のない咳が続き、以下の特徴に当てはまる場合は、咳ぜんそくが疑われる。

1 夜間から早朝に咳が出る
2 日によって調子の「よい」「悪い」がある
3 ほこりを吸うと悪化する
4 季節性がある
5 風邪の後、咳が長引いてよくならない

咳ぜんそくの検査・診断

長引く咳がある場合、医療機関ではまず胸部X線写真を撮影します。肺がん、結核、肺炎などの場合は、ここで異常が示されます。これらの病気を疑う異常がなく、先に述べた特徴があれば、咳ぜんそくの可能性が高くなります。

咳ぜんそくが疑われる場合は、症状の特徴などについての問診や、各種の検査が行われます。さらに気管支拡張薬の効果を確認し、それらを総合的に判断して診断します。

咳ぜんそくの主な検査には、次のものがあります。

①肺機能検査（スパイロメトリー）

1秒間に吐き出すことのできる空気の量などを調べます。

②痰の検査

痰に含まれる炎症細胞のひとつ「好酸球」を調べ、炎症の状態を評価します。

③呼気中一酸化窒素濃度測定（図表5）

吐いた息の中の一酸化窒素の濃度を調べ、炎症の状態を評価します。

④血液検査

ダニ、花粉などへのアレルギーや、好酸球について調べます。

図表5　呼気中一酸化窒素（NO）濃度測定機器

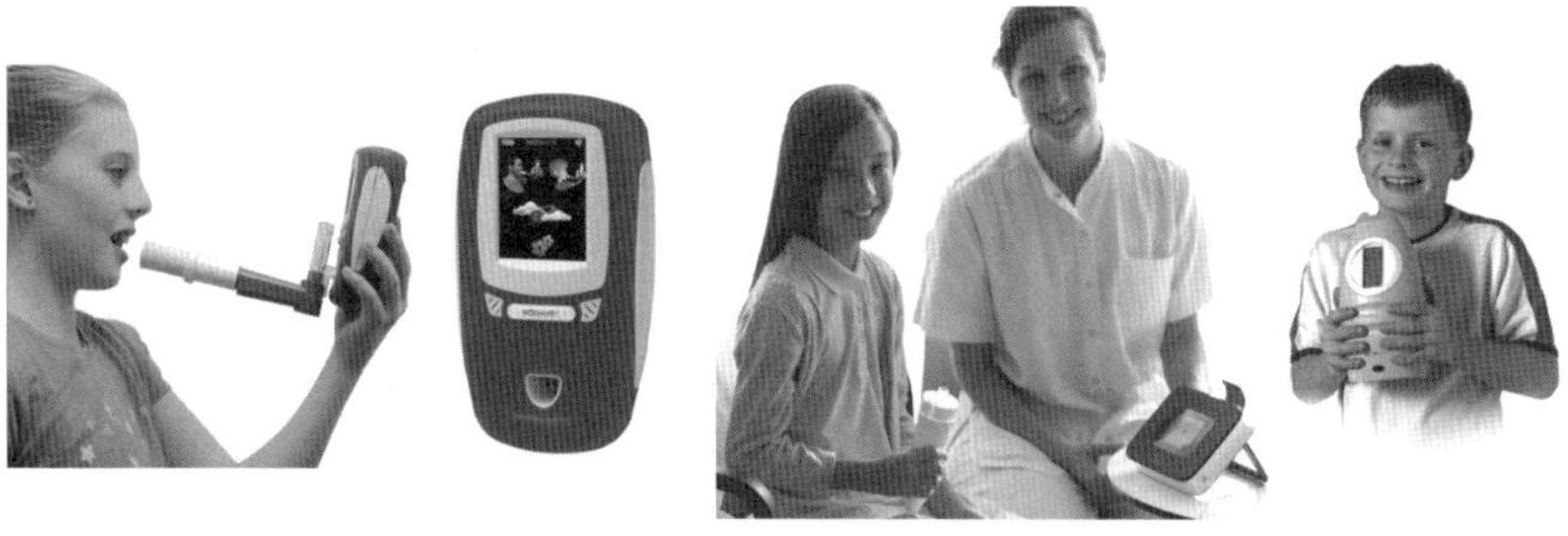

⑤気道過敏性試験
気管支の過敏な状態を調べます。
⑥気管支拡張薬の効果の確認
咳ぜんそくによる咳であれば、気管支拡張薬で軽減します。

咳が起こる病気には、さまざまなものがあります（記事末の図表7）。咳が続くと、「咳止め」薬を処方してもらったり、薬局で購入して対処する人も多いようですが、多くの場合咳止めでは改善しません。もし改善したとしても、咳ぜんそくの大元にある気管支の炎症はよくなりません。

咳の原因である病気を見極めて、それに合わせた治療を行うことが大切です。

咳ぜんそくの治療：吸入ステロイド薬を毎日使う

咳ぜんそくでは、口から吸い込む「吸入ステロイド薬」を毎日使って、気管支の炎症を改善させる治療が行われます。

吸入ステロイド薬は、症状の改善に合わせて減量しながら、少なくとも数ヶ月間以上使い続けます。近年広く用いられるようになった吸入ステロイド薬と気管支拡張薬（β2刺激薬）の「配合剤」はより効果が高く、多くの患者さんで使用されています。「ロイコトリエン受容体拮抗《きっこう》薬」など有効な飲み薬もありますが、最も重要な薬は吸入ステロイド薬を含む吸入剤です。

薬を使い始めて1、2週間以内に咳がよくなってくることが多いですが、この段階では、気管支の炎症がまだ残っています。自己判断で薬の使用を中止すると、その後再び悪化して、ぜんそくに移行してしまうことがあるため、医師の指示どおりに治療を続けることが重要です。

安定した状態が続けば、少しずつ薬を減らしていきます。逆に薬を使っていても効果が不十分であれば、薬の追加が必要なこともあります。治療薬を調整しながら、根気よく継続することが大切です。

咳ぜんそくの患者さんは、「胃食道逆流症」や「副鼻腔気管支症候群」などの、別の病気を併せ持っている場合も少なくありません。その場合はそれぞれの病気をしっかり治療しないと、咳はよくなりませんので、主治医とよく相談してください。場合によっては耳鼻咽喉科など、他の診療科でも診察を受けることも必要になります。

薬以外の治療としては、小まめな掃除で室内のダニを減らすことや、ペットが原因であればペットの回避など、アレルゲンを遠ざける工夫も大切です。過労や睡眠不足、ストレスなどで悪化することもあるので、その場合はこれらを避けることも重要です。

また、喫煙は咳を悪化させるだけでなく、吸入ステロイド薬の効果を弱めます。喫煙の影響は副流煙でも起こるので、患者さん本人はもちろん、ご家族も禁煙してください。

図表6　吸入ステロイド薬と長時間作用性β2刺激薬の配合剤

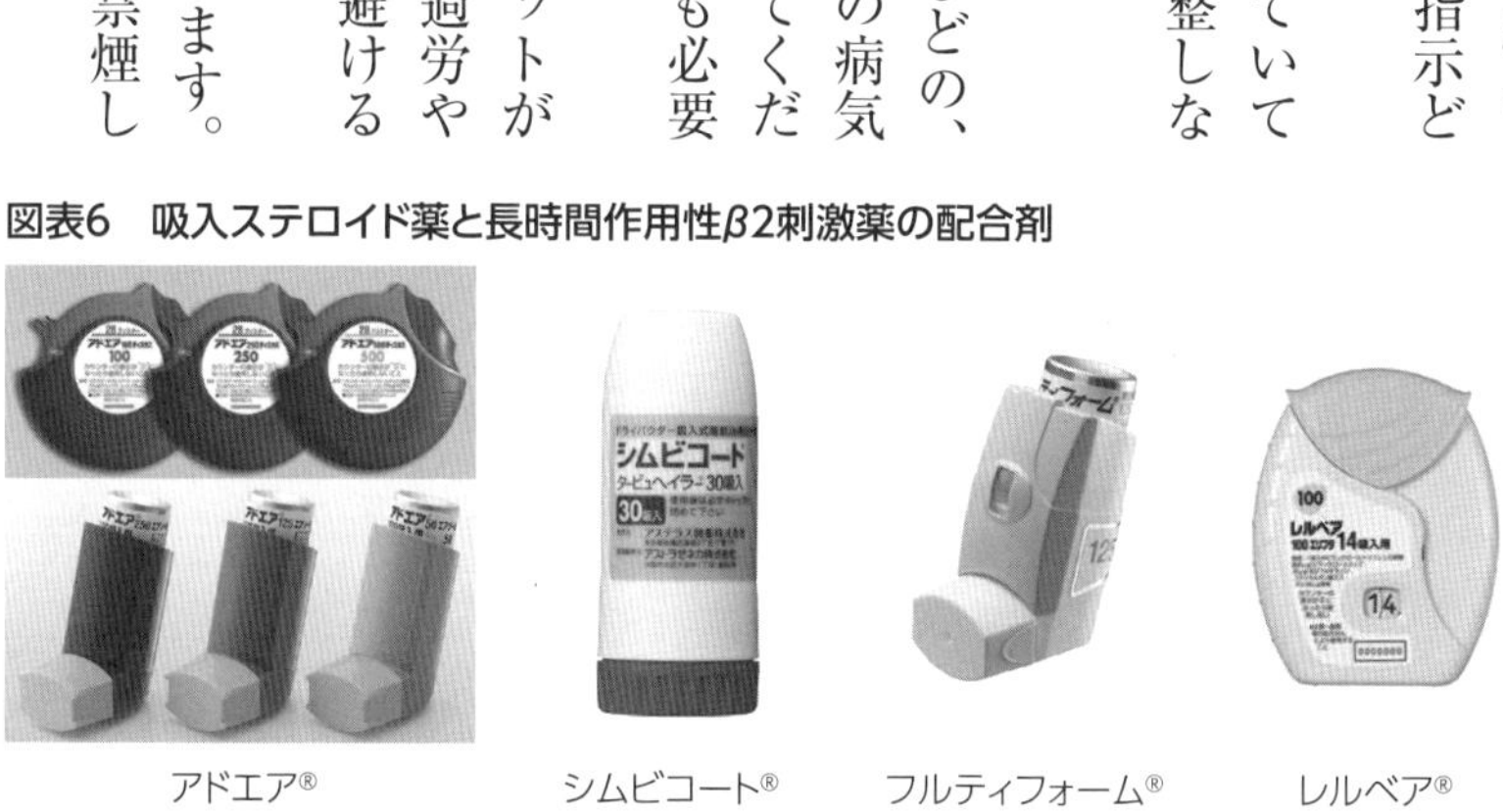

アドエア®　シムビコート®　フルティフォーム®　レルベア®

図表7　胸部X線で異常を示さない、長引く咳の主な原因疾患

原因疾患	どのような病気か	特徴的な症状	有効な治療
咳ぜんそく	咳だけを症状とするぜんそく	夜間～早朝に悪化して睡眠に支障をきたす咳、症状の季節性や変動性、風邪の後長引く咳、ほこり。煙などによる悪化	吸入ステロイド薬、気管支拡張薬、ロイコトリエン受容体拮抗薬など
胃食道逆流症	胃酸や胃内容物が食道やのど、気管支まで逆流することで種々の症状をきたす病気	食道症状（胸やけ、げっぷ）、のどのイガイガや声がれ、会話時・食後・起床／就寝直後・上半身前屈時に悪化する咳、体重増加に伴って悪化する咳、亀背（腰が曲がっている高齢者）	プロトポンプ阻害薬、消化管運動機能改善薬、肥満や高脂肪食の解消
副鼻腔気管支症候群	慢性副鼻腔炎（ちくのう症）に合併する気管支炎	ちくのう症の既往・症状（鼻汁、咳払い、後鼻漏：鼻汁がのどに落ちる症状）、痰を伴う咳（特に黄色や緑色の痰）	マクロライド系抗菌薬の少量長期療法、去痰薬
アトピー咳嗽《がいそう》／咽頭アレルギー（慢性）	アレルギー体質（特に花粉症）に合併する咳（咳ぜんそくとは別の病気）	症状の季節性、咽喉頭のイガイガ感やかゆみ、花粉症の合併	抗ヒスタミン薬
感染後咳嗽	風邪が治った後に咳だけが長引く病気	風邪が先行、徐々にでも自然によくなる、2カ月以上続くことは少ない	自然軽快する（必要な場合は咳止めなど）
慢性気管支炎、COPD	タバコによる気管支炎（肺機能の異常があればCOPDと呼ぶ）	タバコを吸っている人の痰を伴う咳、歩行時などの息切れ	禁煙により軽快（必要に応じ気管支拡張薬など）
アンギオテンシン変換酵素阻害薬による咳	アンギオテンシン変換酵素阻害薬（高血圧、心疾患などの治療薬）の副作用による咳	服薬開始後の空咳（薬をのんだ人の10～20％に咳がでる）	薬剤中止で軽快

（電子コンテンツ「長引く咳の診かた」（日本医事新報社）より）

胃食道逆流症とバレット食道がん

医学研究科消化器・代謝内科学　教授　片岡　洋望

胃酸が食道に逆流する「胃食道逆流症」が増えており、ごくまれですががんにつながることもあります。胸やけ、食道がつまる感じ、胸の痛みやぜんそくなどさまざまな症状があります。それらを感じたら早めに受診しましょう。

増えている胃食道逆流症

食事のあとに胸やけを感じる、夜寝ているとすっぱい胃酸がのどまで上がってくるなどの症状を感じたら、逆流性食道炎を疑ってみる必要があります。逆流性食道炎は、正しくは「胃食道逆流症（ＧＥＲＤ）」といいます。日本人では最近、胃食道逆流症が増加傾向にあります。その理由として、ピロリ胃炎の減少や、食生活の欧米化により胃酸の分泌が増えていること、過体重や肥満で腹圧が高くなり、胃酸が食道内に逆流しやすくなっている

図表1　胃食道逆流症の内視鏡像

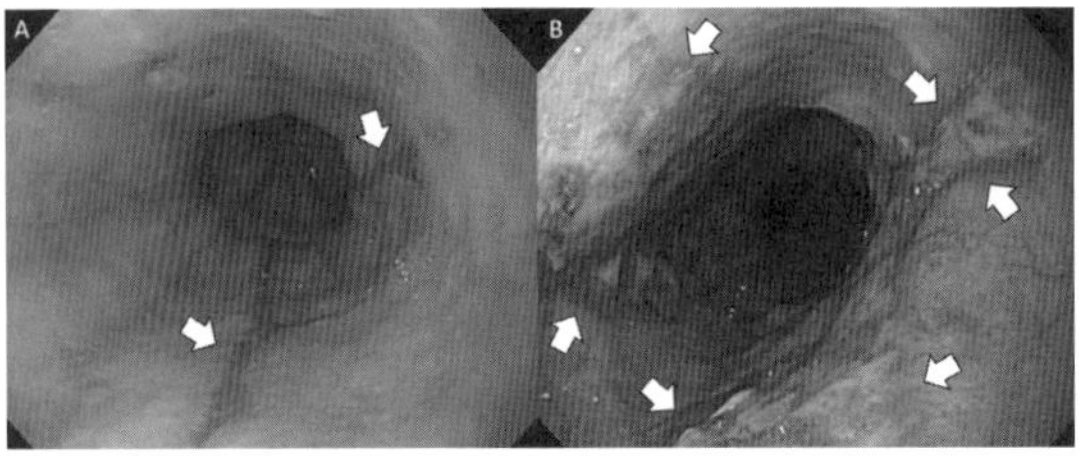

A. 下部食道の3時方向と6時方向に2つの縦長のびらん性GERDによる潰瘍がある（白矢印）
B. 2時方向、5時から7時方向、9時から11時方向に幅の広いびらん性GERDによる縦長の潰瘍がある（白矢印）

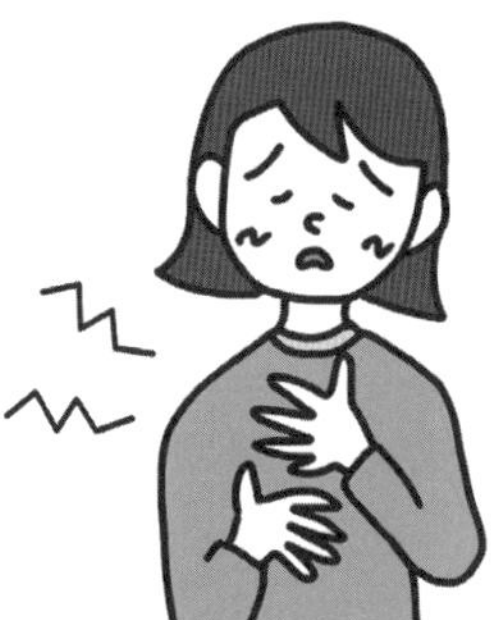

ことなどが推測されています。

胃食道逆流症が疑われたら、上部消化管内視鏡検査（胃カメラ）を受けることをおすすめします。下部食道（胃の少し手前の食道）の粘膜が荒れて、びらん（ただれ）や縦に長く連なる傾向のある潰瘍《かいよう》が観察された場合は、「びらん性ＧＥＲＤ」と診断されます。日本人のびらん性ＧＥＲＤは10人に１人、約10％といわれています。

一方、内視鏡検査で食道粘膜に異常が見られず、逆流症状のみがある場合は「非びらん性ＧＥＲＤ（ＮＥＲＤ）」といい、「食道インピーダンス[※1]」「pHモニタリング検査」と呼ばれる検査などで、正確に診断することができます。

※1　**食道インピーダンス**
食道内にカテーテルを挿入し、インピーダンス（電気抵抗）の変化を感知して、食道内への液体の逆流を測定する検査。

胃食道逆流症の症状はいろいろ

胃食道逆流症には、胸やけや胃酸が上がってくる感じ（呑酸《どんさん》）のほか、みぞおちの痛みやお腹の張りなど、多彩な症状があります。食道外での症状として、胸の痛みや咳、のどの違和感、ぜんそく、睡眠障害なども知られています。

主な症状が胸の痛みという場合は、狭心症や心筋梗塞など心臓疾患についてもチェックする必要があります。

２ヶ月以上咳が続く状態を「慢性咳嗽《がいそう》」といいます。咳ぜんそく、慢性閉塞性肺疾患、気管支炎、肺炎、肺がんなどが原因として考えられますが、胃食道逆流

図表2　逆流性食道炎の多彩な症状

1. 胸やけ
2. 呑酸（どんさん）
3. 胃のもたれ、痛み
4. お腹の張り
5. げっぷ
6. 吐き気、むかむか感

食道外症状
1. 胸痛（非心臓神経症）
2. 咳（慢性咳嗽）
3. のどの違和感（咽喉頭症状）
4. ぜんそく
5. 睡眠障害

症が原因になる場合もまれにあります。

夜間に胃酸がのどまで逆流し、粘膜を障害すると、のどに痛みやイガイガした感じなどの違和感が出ることがあります。頸部《けいぶ》の食道がん、咽頭がん、慢性副鼻腔炎（ちくのう症）や喉頭アレルギーなど、耳鼻咽喉科領域の病気が原因の可能性もありますので、鑑別が必要です。

ぜんそくと胃食道逆流症は、合併する頻度が高いといわれています。胃酸分泌抑制剤で胃酸を抑制し、胃食道逆流症を治療すると、ぜんそくがよくなることがあります。特に逆流症状のあるぜんそくの方は、改善効果が高いとされています。

胃食道逆流症では、就寝時横になったとき、胃酸が食道内に逆流することで睡眠障害が起こることがあります。これまでの多くの研究で、胃食道逆流症を原因とした睡眠障害が、胃酸分泌抑制剤で改善することが報告されています。

胃酸の食道内逆流のメカニズム

胃のすぐ手前の下部食道には「下部食道括約筋《かつやく》」があり、胃酸の食道内への逆流を防いでいます。この筋肉は、食事や病気の有無とは無関係に、生理現象として15～20秒程度緩むことがあります。これを「一過性下部食道括約筋弛緩《しかん》」といいます。一過性下部食道括約筋弛緩が起こると、食道と胃の間が緩み、胃酸が食道内に逆流します。

食後に胸やけが起こることが多いのは、「アシッド・ポケット（胃酸ポケット）」

（図表３）が原因です。食事の約30分後に、胃内で消化されている食べ物のすぐ上にできる胃酸の層のことで、食道へ逆流する胃酸の供給源といわれています。

「食道裂孔《れっこう》ヘルニア」の方にも、難治性の胃食道逆流症が多くあります。胸とお腹の間には横隔膜がありますが、食道の横隔膜を貫く部分を「食道裂孔」といいます。この穴が緩み、胃の入り口が胸腔内へ引きずり込まれた状態が食道裂孔ヘルニアです。

食道裂孔ヘルニアは高齢の方に多く、胃酸ポケットが胸腔内のヘルニア内にまで上昇して、食道に逆流しやすくなります（図表４）。胸腔内は周囲より圧力が低く、腹腔内は圧力が高いので、食道からの胃酸を排出するのにも時間がかかります。食道粘膜が胃酸に長くさらされて、食道粘膜に潰瘍やびらんができやすくなります。

胃食道逆流症の薬物療法と生活上の留意点

胃食道逆流症の治療には、その原因である胃酸の分泌を抑える薬を服用します。主に使用される薬は、「プロトンポンプ阻害剤（ＰＰＩ）」。胃酸は、胃粘膜にある胃壁細胞から、プロトンポンプという機能により分泌されていますが、この薬はそれを直接抑えます。ほかに、「カリウムイオン競合型アシッドブロッカー」や、やや効き目が弱くなりますが、ヒスタミン受容体を抑える「ヒスタミンH_2受容体

図表3　胃酸の層（アシッド・ポケット）

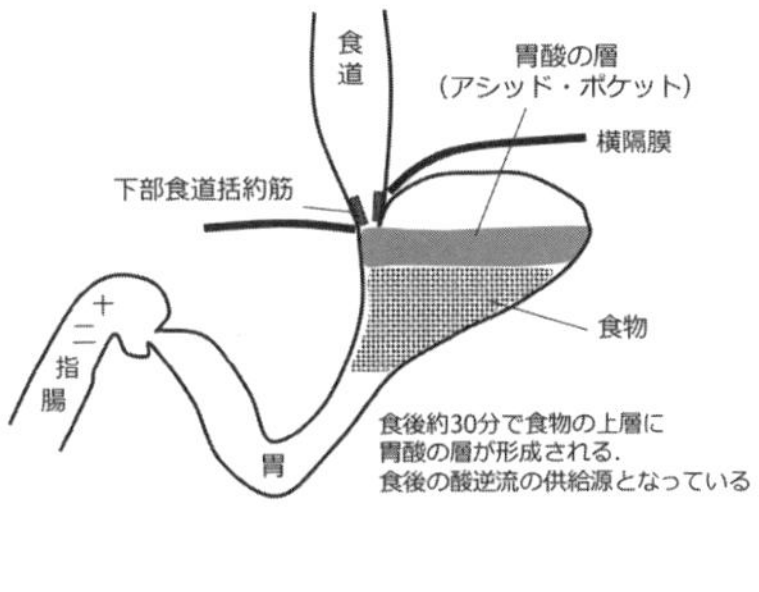

図表4　ヘルニア内に胃酸の層できると、高頻度に胃酸が食道内に逆流する

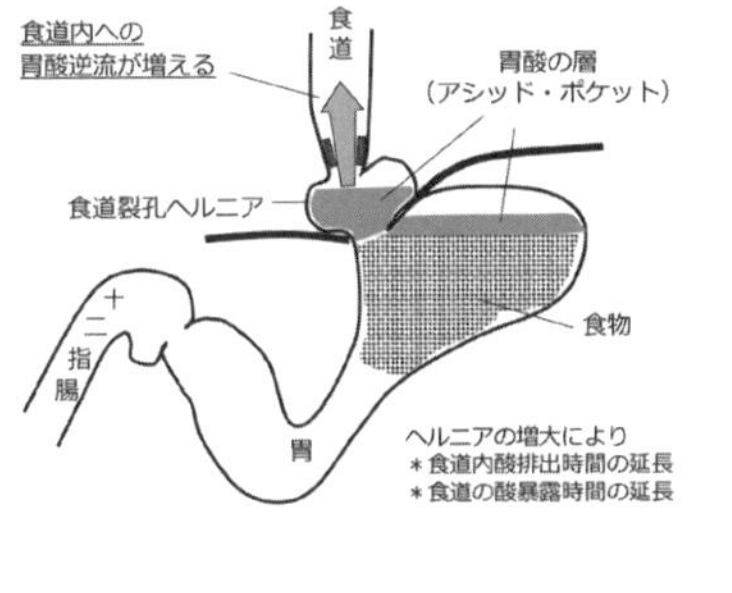

拮抗《きっこう》薬（Ｈ２ＲＡ）」も使われます。Ｈ２ＲＡは腎臓から尿中に排出されるので、腎臓の機能が低下している患者さんでは血液中の濃度が高くなりすぎることがあり、使用に注意が必要です。

これらの胃酸分泌抑制剤の効果が不十分な場合は、消化管の運動を改善する薬剤（モサプリドや六君子湯など）や、消化管粘膜を守る薬剤を併用することがあります。

薬で胃食道逆流症の症状がなくなったり、内視鏡検査での食道粘膜傷害が改善したりしても、急に薬の内服をやめてしまうと、胃食道逆流症が再発します。個人差がありますが、それまでの半分量の薬剤をしばらく継続して内服する「維持療法」が必要になります。

「オンデマンド療法」といって、胸やけなどの症状を感じたときや、飲み会、食事会のときのみ薬を内服することも推奨されています。

生活の中で気をつけることは、朝・昼・夕の食事量をなるべく均等にすることです。たとえば、夕食の量だけが多く、胃が食べ物でいっぱいに引きのばされると、胃はいつもの大きさに戻ろうとして、胃内圧が上昇します。すると、大量の胃酸が食道内に逆流します。

図表5　胃の壁細胞からの胃酸の分泌と薬の作用点

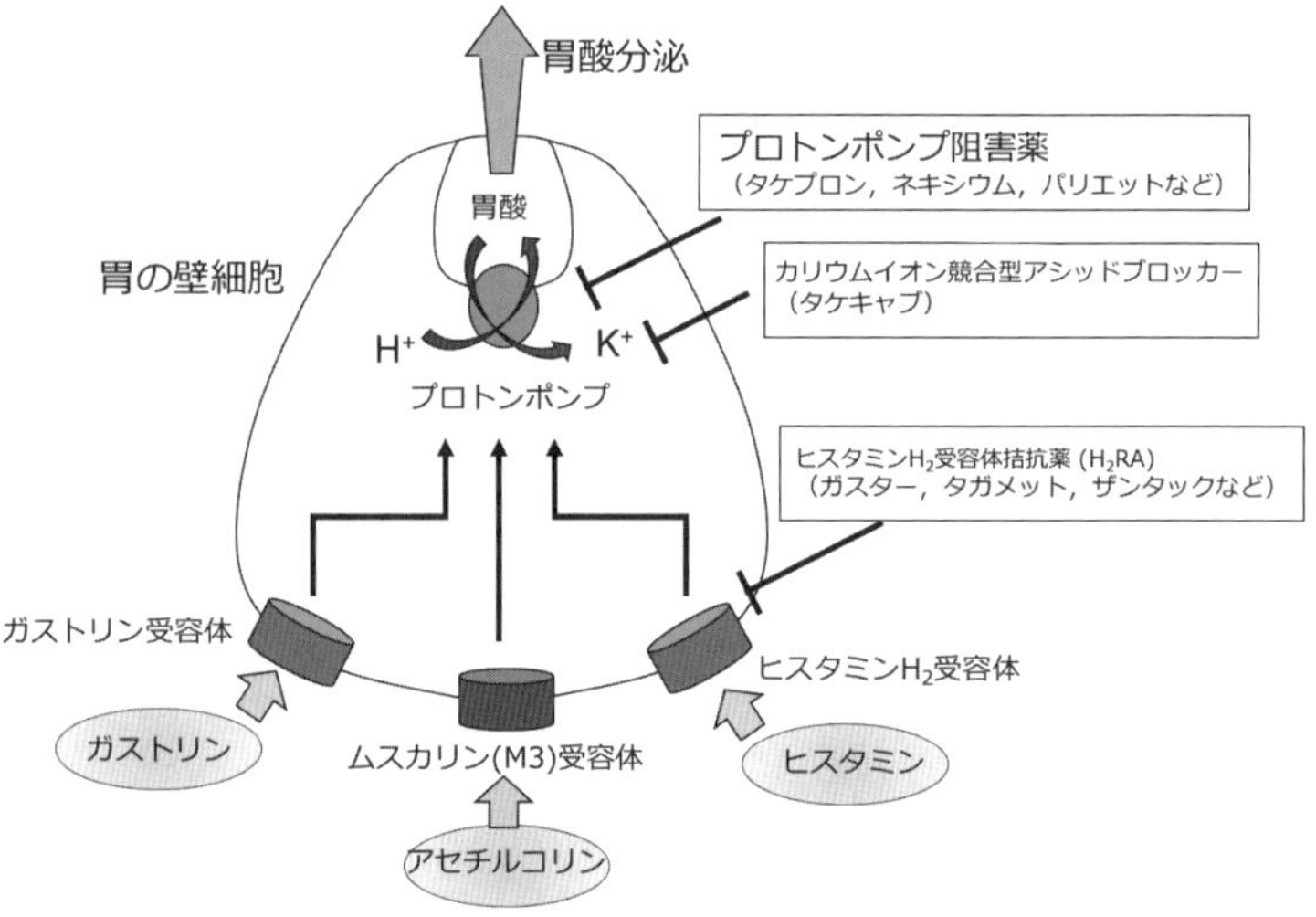

また、就寝前2～3時間はなるべく絶飲食とし、胃をなるべく空にしておくことも大切です。胃酸の逆流は就寝時に起きることが多いので、胃を空にして寝ることは、とても重要です。ベッドの傾斜が調節できるようであれば、少し頭部を高くして眠ると、食道への逆流を抑えることができます。

胃食道逆流症と似た症状を示す食道疾患

胃食道逆流症と同じように食道のつかえ感を感じる病気として、「好酸球性食道炎」が最近増加傾向にあり、注目されています。

好酸球性食道炎は「食道のぜんそく」ともいわれる、食べ物や空気中の花粉、カビなどに対するアレルギー性の病気です。好酸球という、アレルギーを引き起こす白血球が食道壁に大量に集まり、炎症を起こします。内視鏡で食道を観察し、食道粘膜の病理組織検査を行って、粘膜内の好酸球の量を確認し、診断します。花粉症や気管支ぜんそくのある人は、好酸球性食道炎になりやすいといわれており、注意が必要です。

カビの一種・カンジダや、単純ヘルペスウイルス、サイトメガロウイルスなどのウイルスが感染し、食道炎を起こすこともあります。

食道と胃の接合部が弛緩せず（下部食道括約筋が緩まず）、胃に落ちていかない食べものが食道内に溜まって、食道が異常に拡張する「アカラシア」（図表6）と

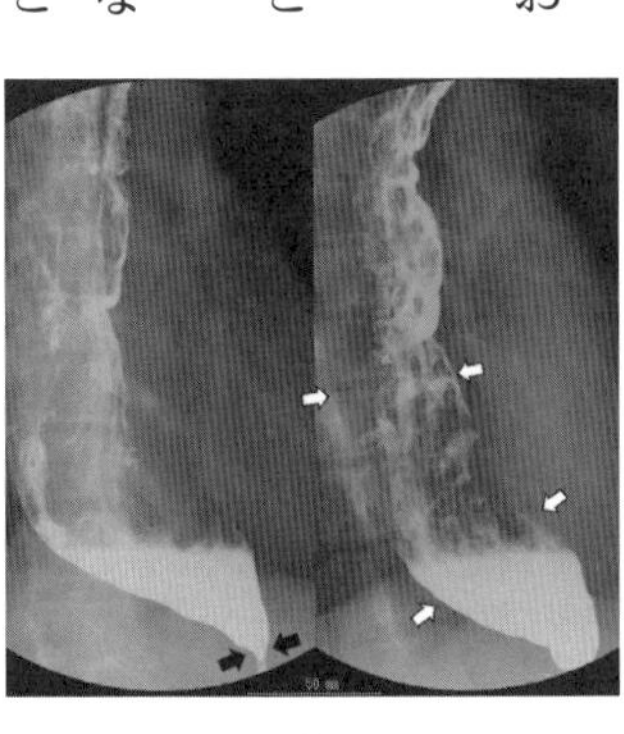

図表6　食道アカラシアのバリウムX線画像

食道胃接合部、下部食道括約筋（黒矢印の部位）が緩まないため、食道から胃にバリウムがスムーズに流れない。
白い矢印は、食道が異常に拡張している部分。拡張した食道内には唾液や食べ物の残渣が溜まっている

いう病気も、つかえ感や就寝時の嘔吐《おうと》などで発見されます。

食道にはこのほか、薬による食道炎や、がんなどの腫瘍性病変も発生しますので、胸の痛み・呑酸・食道のつかえ感・しみる感じなどがあれば、専門医を受診し、内視鏡などの検査を受けることをお勧めします。

食道バレット上皮と食道バレット腺がん

食道の表面は扁平《へんぺい》上皮、胃・小腸・大腸は腺上皮で覆われています。長い間、胃食道逆流症で下部食道に炎症が続くと、食道の扁平上皮は腺上皮（胃や腸の上皮）に置き換わっていきます。この置き換わった上皮を「バレット上皮」といいます。

食道バレット上皮は、内視鏡検査で診断することができます。通常、食道バレット上皮は無症状で、悪影響もありませんが、まれにこのバレット上皮から「バレット腺がん」という悪性腫瘍（がん）が発生します。

食道から発生する食道がんは、通常は扁平上皮から発生する「扁平上皮がん」ですが、このバレット上皮から発生するがんは、胃がんや大腸がんと同じ「腺がん」です。

米国では、1975年から2000年までの25年間で、食道腺がんが約6倍に増加しています。全てのがんの中でも、一番増加率が高くなっています。日本人

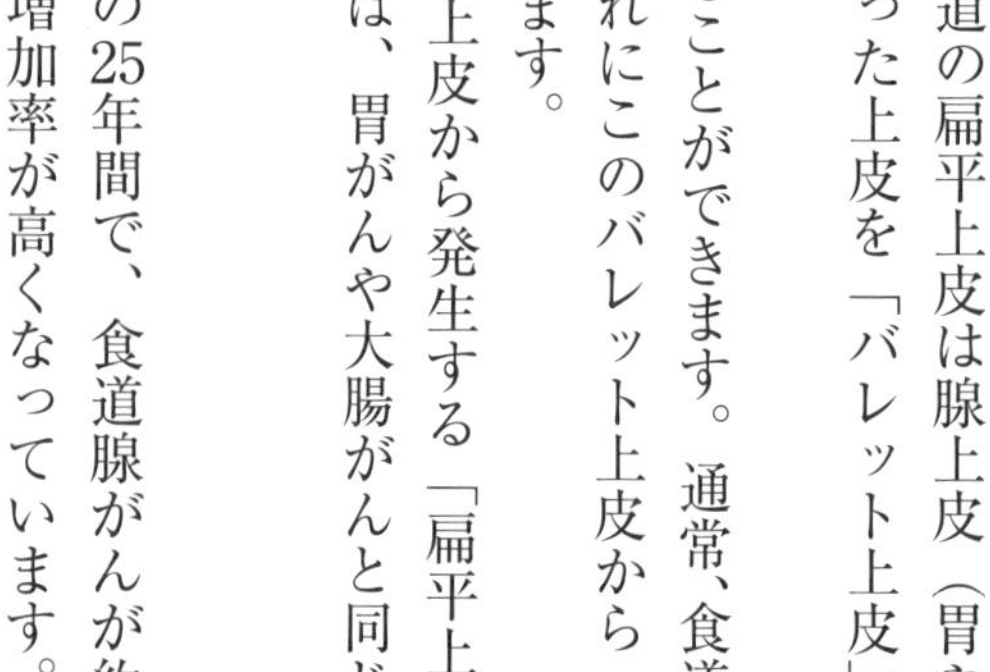

図表7　食道バレット腺がん
白い矢印がバレット上皮から発生したバレット食道腺がん

は現在でも、食道がんの約90％が扁平上皮がんですが、米国では約75％が腺がんで、扁平上皮がんは約25％。胃食道逆流症の患者さんが米国では多く、食道バレット上皮がある患者さんも多いことから、食道バレット腺がんが増えています。

現時点では、日本人には食道扁平上皮がんが多く、危険因子としては50才以上の男性、アルコール多飲、喫煙などが知られています。食道バレット腺がんの危険因子は、胃食道逆流症の患者さんで、バレット上皮があることです。日本人でも胃食道逆流症→食道バレット上皮→食道バレット腺がんが少しずつ増加していますが、米国ほど食道腺がんが増えることはない、と予想されています。

ただし、胃食道逆流症の方は、お酒を飲んだりタバコを吸ったりしなくても、将来的に食道バレット上皮から食道バレット腺がんが発生する可能性がゼロではありません。適切な治療、そして定期的な内視鏡検査を受けることをお勧めします。

図表8　米国では食道腺がんが著増している

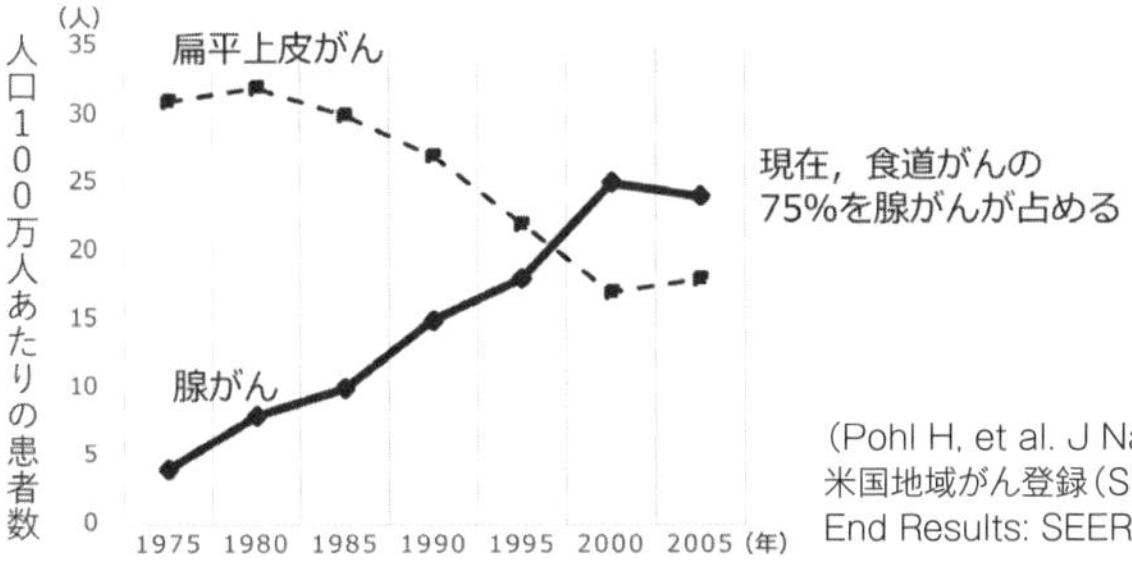

(Pohl H, et al. J Natl Cancer Inst 97:142-6、2005
米国地域がん登録(Surveillance, Epidemiology and End Results: SEER data base)の資料を修正・改変)

口腔ケアと全身の病気への影響

医学研究科口腔外科学　教授　渋谷　恭之

虫歯や歯周病は全身に影響を及ぼすことがあり、お口のケアは身体を守るためにも大切です。ウイルスの感染予防や脳の活性化にもつながるため、今すぐにでも取り組んで頂きたいものです。

プラークを残すと怖い病気になる!?

お口の病気で代表的な「虫歯（う蝕《しょく》）」と「歯周病」。原因はどちらも歯ブラシのみがき残し、「プラーク（歯垢）」です。

プラークは単なる食べかすではなく、排水溝についた黒いヌメヌメ汚れと同じ、バイオフィルムの仲間です。バイオフィルムは平たくいえば「細菌とその棲《す》み処《か》」です。

虫歯の代表的な原因菌は、「ミュータンス菌（ストレプトコッカス・ミュータンス）」という連鎖球菌（連なった鎖のように配列する球菌）であり、歯の表面に不溶性グルカン（粘着性多糖体）をつくり、その中に棲みつきます。

両者は同じバイオフィルムの仲間です

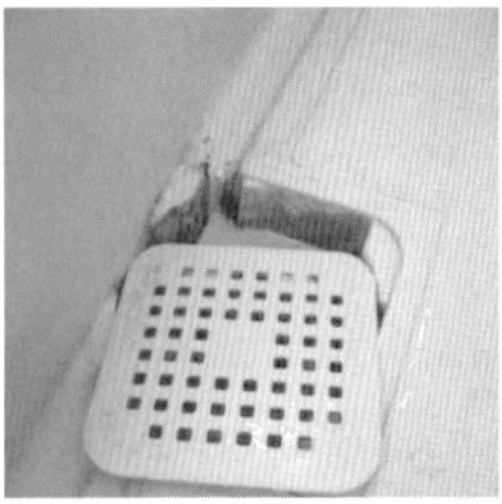

排水溝に付着したバイオフィルム

＝

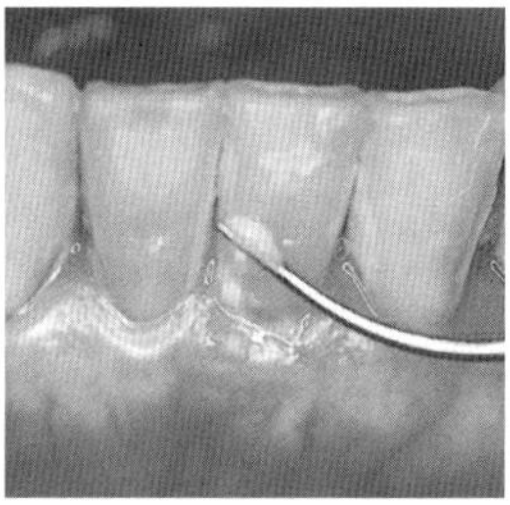

歯頸部に付着したプラーク

不溶性グルカンは水に溶けにくく、うがいだけでは洗い流せません。

歯の表面は鉄やガラスよりも硬い「エナメル質」で覆われています。虫歯はこのエナメル質が溶け出す病気ですが、ミュータンス菌が直接エナメル質を溶かすわけではありません。

ミュータンス菌は、生きるための栄養源として砂糖などを利用しますが、糖を分解するとき、酸を出します。エナメル質はこの酸に溶けやすいのです。

レモンを毎日丸かじりしていると、酸によって歯のエナメル質が溶け出すことがあります。これを「酸蝕症《さんしょく》」と呼びます。虫歯とは別の病気ですが、虫歯と同様に注意が必要です。

虫歯が進行すると、エナメル質→象牙質→歯髄《しずい》組織の順に破壊され「歯髄炎」になります。歯髄組織には神経線維が多く通っているので、強い痛みを感じます。

歯髄炎が治らない場合には、神経を抜かなければなりません。そうでなければ、歯髄組織に感染が起こり、歯根の先端に膿が溜まります。これを「根尖《こんせん》性歯周炎」といいます。

炎症がさらに進み、歯槽骨《しそうこつ》を貫通して、頬などの皮膚に至ると、「外歯

【虫歯の4つの段階】
歯冠はエナメル質と象牙質で構成されており、内部には神経や血管が走行する歯髄組織がある。虫歯が進行すると歯冠は崩壊し、やがて歯髄組織が感染する。すると歯根の先端（根尖）に根尖性歯周炎が生じる。

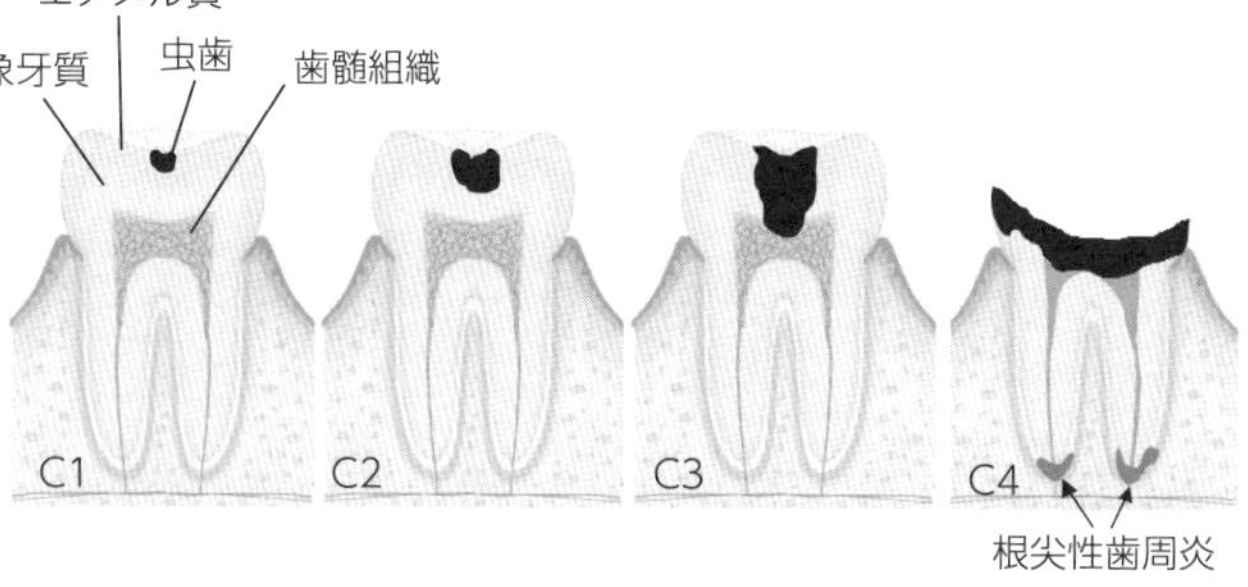

C1；虫歯がエナメル質の範囲内に限局した状態
C2；虫歯が象牙質に達した状態
C3；虫歯が歯髄組織に達した状態
C4；虫歯により歯冠が崩壊し残根のみとなった状態

瘻《ろう》」（図表1）という穴ができてそこから膿が出ます。よく皮膚科で見つかる症状です。

上あごの奥歯にできた根尖性歯周炎が上側に広がると、副鼻腔に炎症ができ、「歯性上顎洞《じょうがくどう》炎（いわゆる蓄膿《ちくのう》症）」が生じます。

下あごの炎症が下側に広がると、スポンジ状の組織が多い口底部に「蜂窩織炎《ほうかしきえん》（感染組織が顕微鏡でハチの巣状に見える炎症）」を引き起こします。その影響で舌が押されると、呼吸が苦しくなります。

この状態がさらに進行すると、「深頸部《しんけいぶ》感染症」と呼ばれる重篤な病態となり、まれに炎症が左右の肺の間にある「縦隔《じゅうかく》」まで到達することがあります。特に「深頸部壊死《えし》性筋膜炎（ガス壊疽《えそ》とも呼ばれる）」は致死率が約2割と高く、非常に危険です。

このような深頸部感染症の約半数が、歯からくるものです。「たかが歯」と見くびることなく、早めにきちんとした治療を受けましょう。

歯周病が進行すると、どうなる？

歯周病の原因もプラークです。

ただし、原因となる細菌は、プラーク中に棲む「ポルフィロモナス・ジンジバリス」などの歯周病菌です。これらの細菌が歯をとり囲む「辺縁歯肉」に感染すると、歯周病を発症します。前述の根尖性歯周炎は、歯周病には含まれません。

図表1　根尖性歯周炎の広がりの例

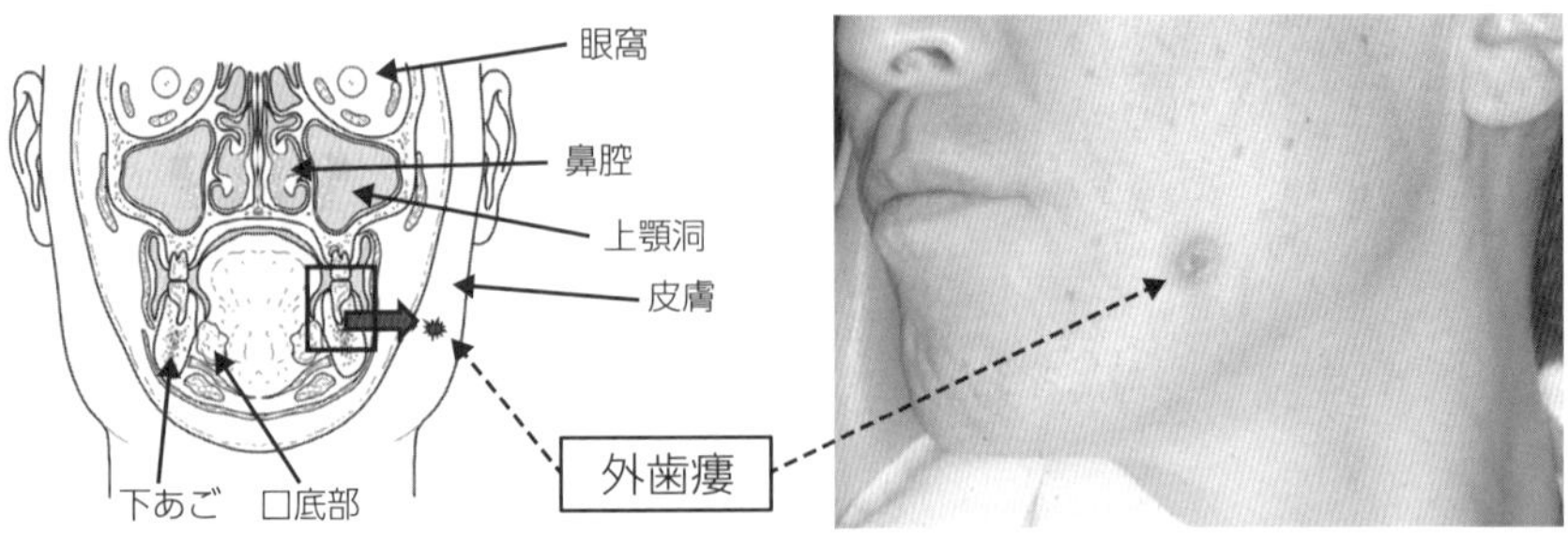

初期の歯周病では、炎症が辺縁歯肉のみに限られます。これが「歯肉炎」です。歯肉炎を放置すると、辺縁歯肉と歯のすき間にある歯周ポケットが破壊され、「歯周炎」に移行します(図表2)。歯周炎によっても深頸部感染症などが引き起こされるため、注意が必要です。

歯周炎に移行すると、歯槽骨が溶けはじめます。失われた歯槽骨が自然に回復することはありません。歯槽骨が溶けてしまうと、歯はグラグラと動くようになり、最終的に抜けてしまいます。

歯周病は歯をとり囲む歯周組織の感染症なので、歯がなくなれば歯周病そのものは消えます。ですから総入れ歯の人は、歯周病にはなりません。

しかし、総入れ歯になってしまうと、歯が残っている人に比べて食べ物を砕く能力が2割未満と低く、満足度は決して高くはありません。

全身に広がる歯周病菌

歯周病が進行すると、歯周ポケットが破壊され、辺縁歯肉に潰瘍《かいよう》ができます。

28本の永久歯の歯周ポケットすべてを合算すると、「手のひら」とほぼ同じ面

図表2　健康な歯肉と歯周炎

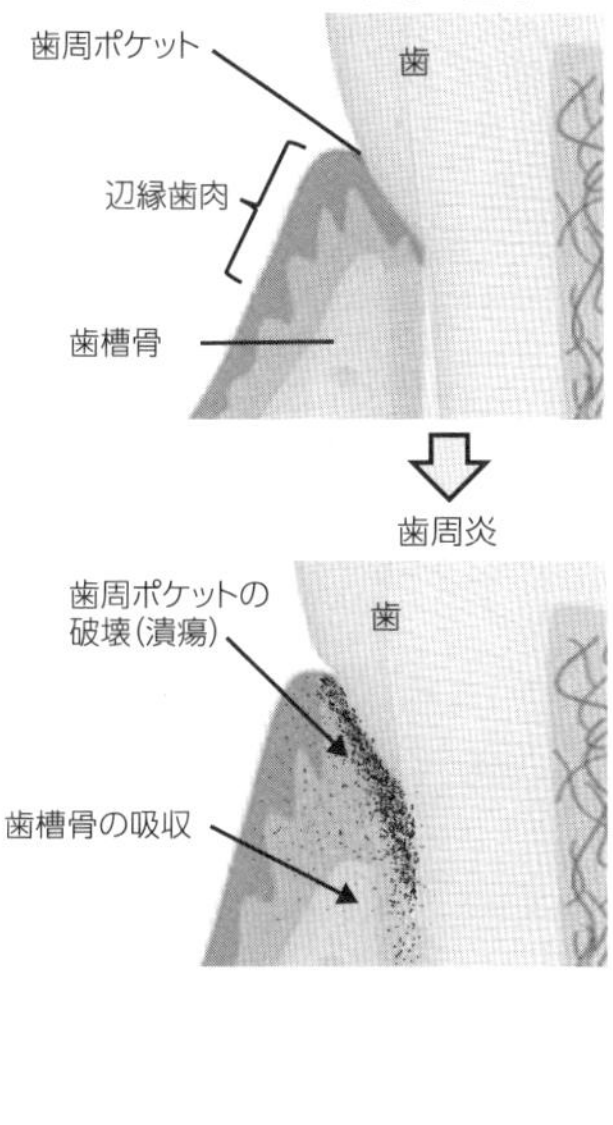

図表3　歯周ポケット総面積は手のひらサイズ

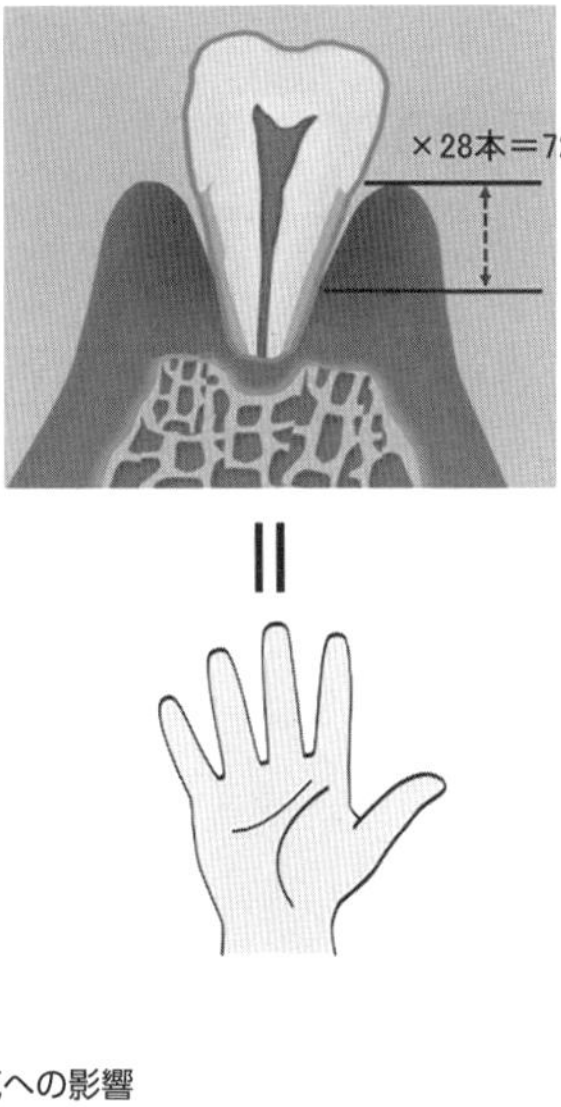

積（72㎠）になります（図表3）。重度の歯周病では、これだけの面積がすべて潰瘍になることがあります。

プラーク中には、糞便《ふん》とほぼ同数（約10の9乗cfu／㎖）の細菌が存在します。やけどで潰瘍が広がった手のひらで、糞便を四六時中握ったままの生活を送ることを想像してみてください。歯周病によって、全身の臓器に悪影響が及ぶことがわかると思います。

実際に、歯周ポケットから侵入した細菌やその産生物は、血流を介して全身に及んでいます。そして、糖尿病、メタボリックシンドローム、炎症性腸疾患、関節リウマチ、骨粗しょう症、冠動脈疾患、低体重児出産、アルツハイマー病などと関連することが指摘されています。

歯周病と糖尿病は切っても切れない仲

糖尿病は歯周病の危険因子です。

糖尿病になると、白血球の一種であるマクロファージの機能低下、結合組織コラーゲン代謝の異常、血管壁の変化や脆《ぜい》弱化（細小血管障害）、傷の治りの遅れなどが起こり、歯周病菌に感染しやすくなります。

炎症によって歯周組織は急速に破壊され、歯周病が重症化しやすくなります。

一方、歯周病も糖尿病に影響します。歯周病治療によって、糖尿病に改善が見られるという報告があるのです。

また、糖尿病でない1331名を対象に調査を行ったところ、歯周病のない人はⅡ型糖尿病（体質や高カロリー食、高脂肪食、運動不足などを原因とする糖尿病）になりにくく、中等～重度の歯周病がある人はなりやすかったと報告されています。炎症が生み出す「TNF-α」などの物質が、インスリンの抵抗性を高め、糖尿病を発症しやすくすると考えられています。

プラークはどうやってとればいいの？

プラークはうがいのみでは洗い落とせないので、歯ブラシなどで除去（プラークコントロール）する必要があります。普段から熱心に歯みがきをしている人でも、歯や歯列の凹みに注意してみがかないと、プラークが残ってしまいます。

ヒトの奥歯には、食べ物をかみ砕き、すりつぶすための咬合《こうごう》面があります。この咬合面には、すり鉢の底のような細かい凹凸があります。その中でも「小窩裂溝《しょうかれっこう》」（図表4）と呼ばれる細い凹みは、みがき残しが多い場所です。

前歯は食べ物をかみ切るのに適したフォークのような形をしていて、咬合面がありませんが、前歯も奥歯も歯肉との境界付近に、歯頸部と呼ばれるみがき残しの多い場所があります。

図表4　小窩裂溝と鼓形空隙

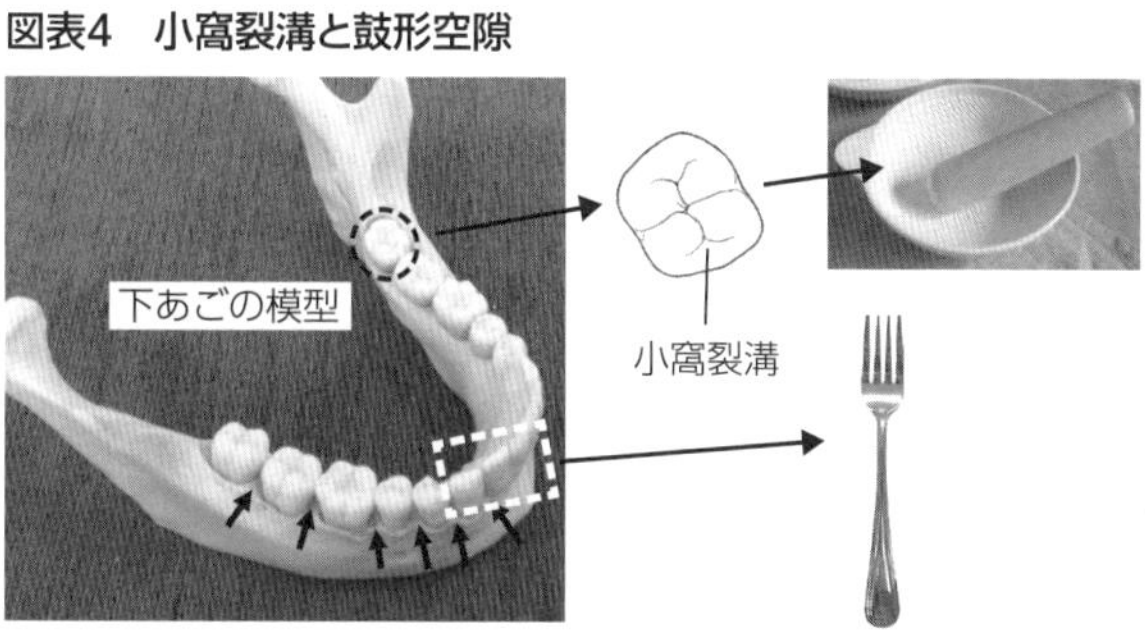

歯と歯の間には「鼓形空隙《こけいくうげき》」と呼ばれるすき間があり、こちらもプラークが溜まりやすい場所です（図表4の矢印の部分）。

これらの部位をしっかりとみがくためには

①毛先の整った歯ブラシを使う（常に新しい歯ブラシを準備し、毛先が曲がったらすぐに取り換える）

②細かい作業が可能な小さめのヘッドの歯ブラシを用いる

③毛先を歯や歯列の凹みに適切に入れ、やさしく細かく、しっかりと振動させる

などが肝要です（図表5）。

必要に応じて、フロス（糸ようじ）や歯間ブラシなども使いましょう。

歯ブラシでウイルス退散！

インフルエンザウイルスの表面には糖タンパクである「ヘマグルチニン」という突起物があります。ウイルスが気道上皮の細胞内に侵入すると、ヘマグルチニンの先端が2つに割れて細胞膜と結合し、感染が起こります。歯周病菌が産出するプロテアーゼという酵素が、これに関与していると考えられています。

実際にプラークコントロールなどの口腔ケアによって歯周病菌が減少すると、インフルエンザの発症率が1／10程度までに減ったとの報告があります。

新型コロナウイルスもインフルエンザウイルスと同様の仕組みでヒトの細胞内に侵入することがわかっており、お口のケアはコロナウイルスの感染対策でも、

図表5　歯ブラシの毛先の入れ方

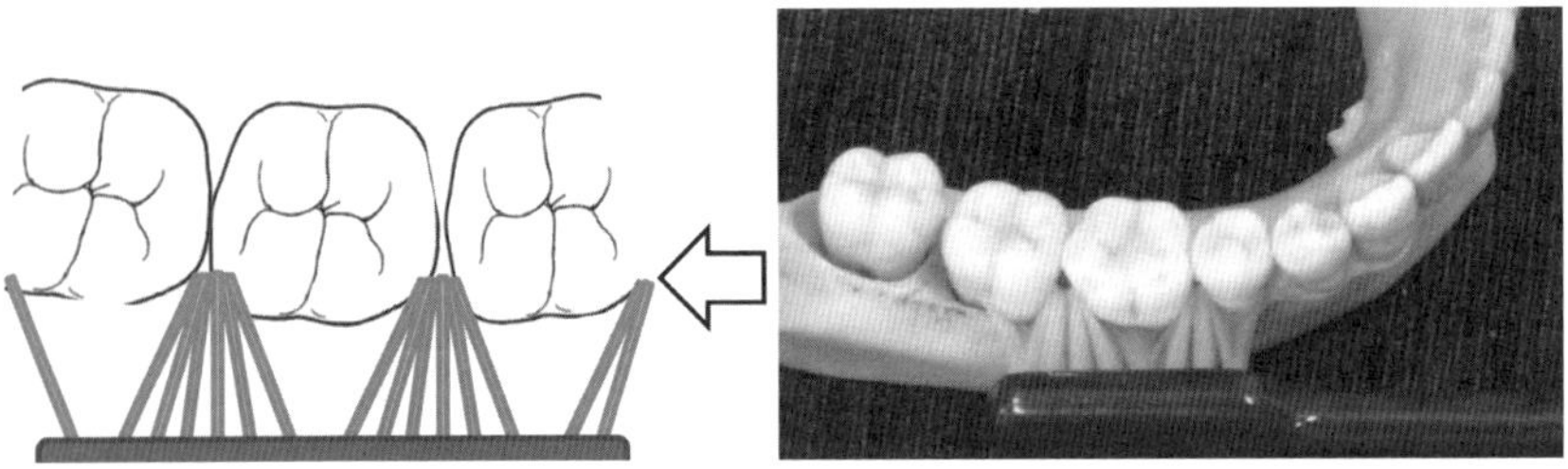

重要な役割を果たすのではないかと期待が高まっています。

歯ブラシが脳を刺激する?

カナダの脳神経外科医・ペンフィールドは、身体の各部位の機能と大脳皮質の対応の関連性を示す脳地図（図表6）を作成しました。

この脳地図を見ると、大脳皮質の中では、手指と口腔を司る「運動野」と「体性感覚野」という部位がとても広く分布しています。これは手指や口の中が、身体の他の部位より繊細に動き、感覚が敏感であることを意味します。

身体の2点を同時に軽く触ったときに、これを1点と感じるか、2点と感じるかを識別する検査法（二点弁別域の測定 図表7）があります。舌の粘膜では2点の間隔が約1～2㎜でも2点と識別できますが、背中の皮膚では70㎜程度の距離がないと2点と識別できません。髪の毛1本、ごま1粒でも口の中にあればわかりますが、背中についたごま粒にはなかなか気づかないでしょう。歯髄炎の痛みを強く感じてしまうのも、口中の感覚が敏感なためです。

これらは、口の中のわずかな刺激であっても、広範囲の大脳

図表6　ペンフィールドの脳地図

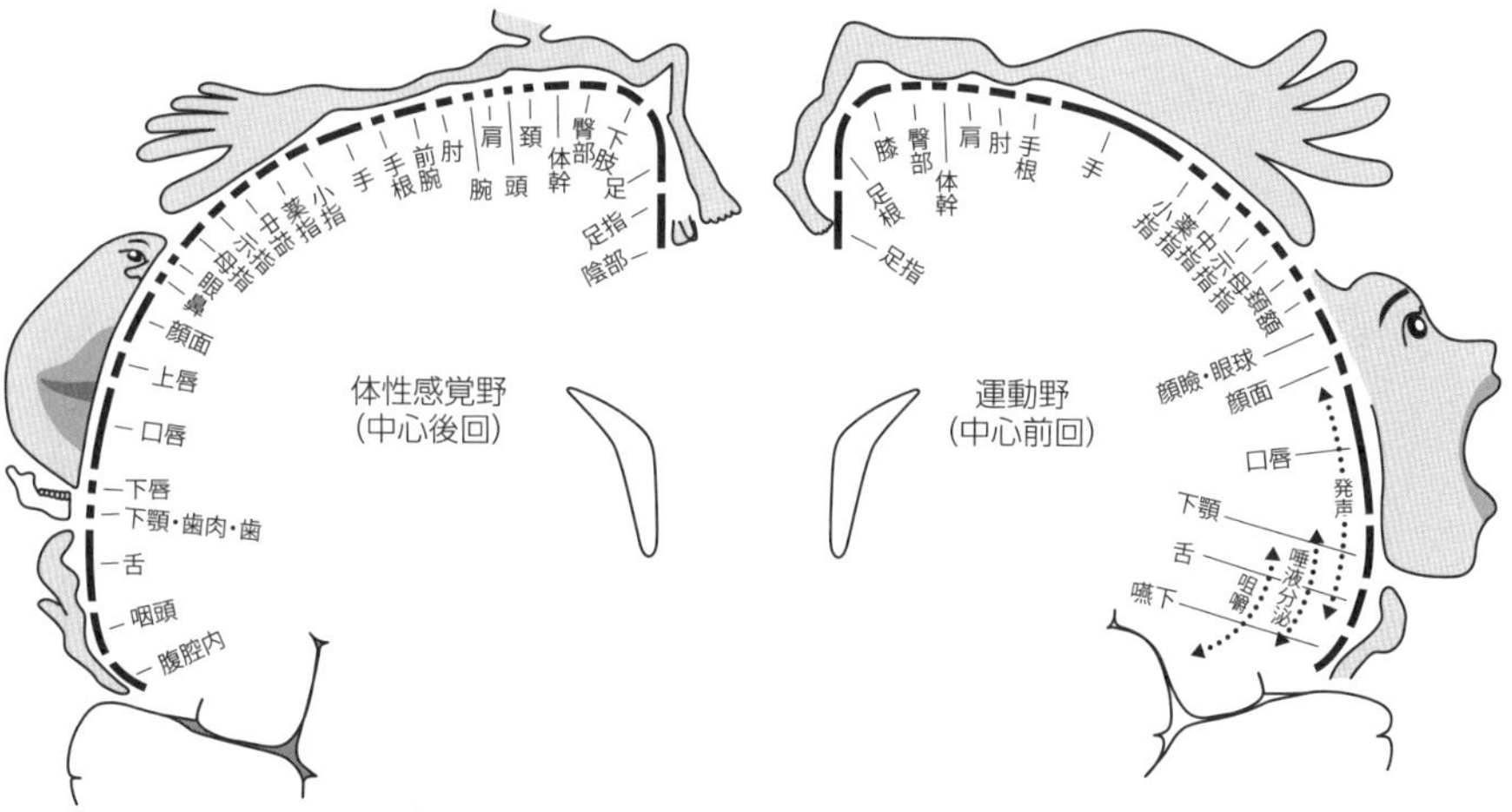

皮質が一度に活性化することを意味しています。歯ブラシの刺激によっても大脳前頭前野が活性化することがわかっており、脳の老化防止などが期待されています。

人生を豊かにするお口のケア

日本口腔ケア学会は、お口のケアは「口腔の病気の予防、健康保持・増進、リハビリによりＱＯＬ（生活の質）の向上をめざす科学であり技術」だと述べています。

お口のケアの中では、プラークコントロールが重要な役割を果たしますが、それ以外にも、口臭を取り除く、口の中を保湿する、入れ歯のお手入れをする、歯肉や頬のマッサージをする、咀嚼《そしゃく》・摂食・嚥下《えんげ》の障害に対するリハビリを行うなどが具体例として挙げられます。

最近の医療現場ではお口のケアの効能として、

①誤嚥《ごえん》性肺炎の予防
②人工呼吸器関連肺炎の予防
③抗がん剤の副作用の緩和
④外科手術後の感染症の抑制

などが注目されています。

図表7　二点弁別域の測定

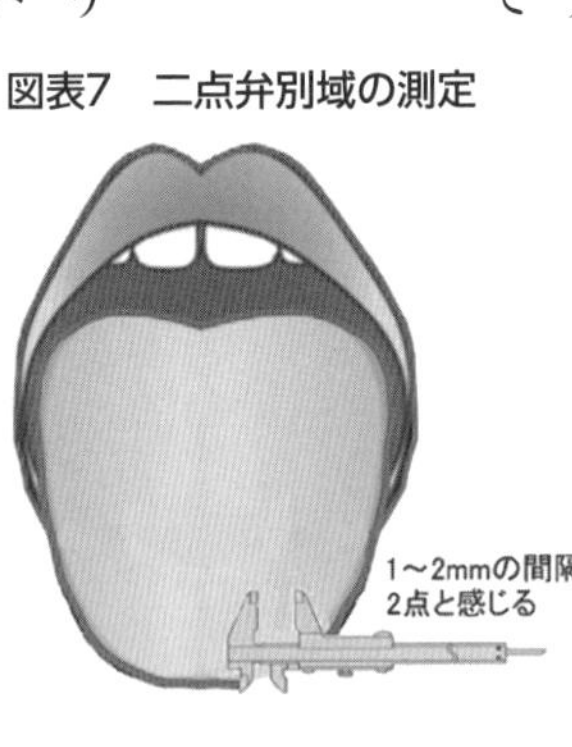

また、お口のケアによる刺激は唾液の分泌を促し、食事をかみ砕く能力を高めます。つまりお口のケアは「おいしく豊かな食事を達成し、それを維持するための必須条件」なのです。

食は栄養のみならず、人生の豊かさにも大きな影響を与えます。ぜひお口のケアに関心を持っていただければと思います。

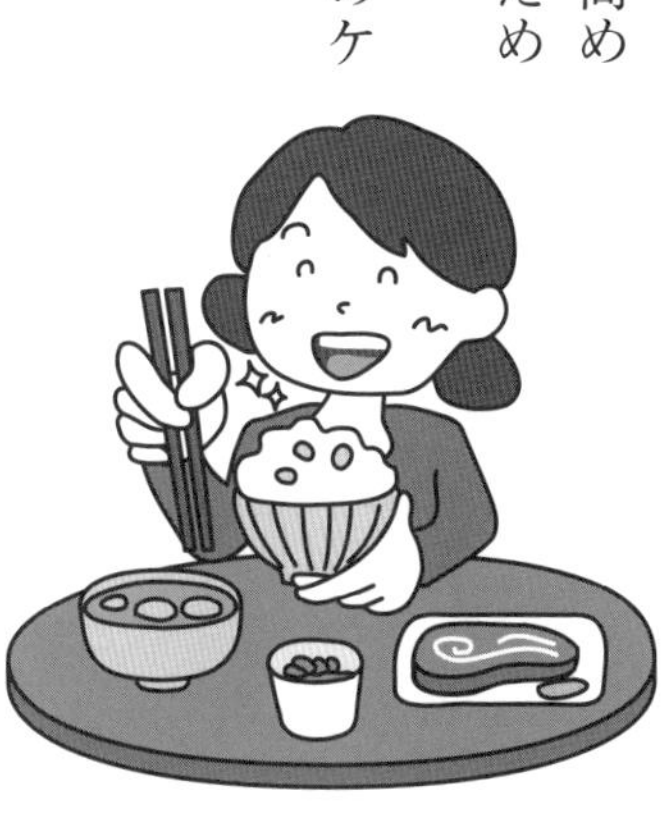

生殖医療と妊娠適齢期

医学研究科産科婦人科学　教授　杉浦 真弓

名市大では30年以上にわたる習慣流産・不育症の研究の歴史があり、「不育症研究センター」は国の共同利用・共同研究拠点として活発に研究を行っています。しかし妊娠にはまず、適齢期があります。

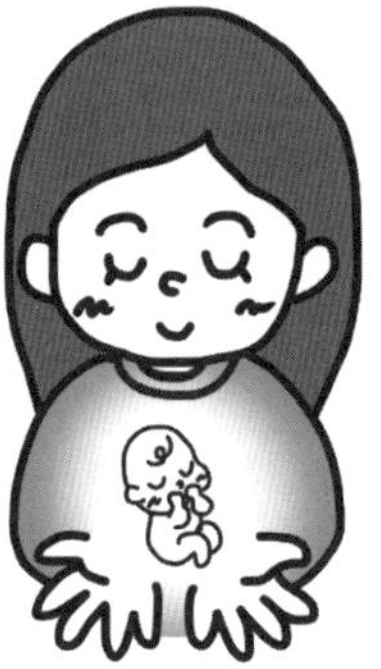

生殖補助医療だけでは解決できない不妊症

日本の出生数は減少し続けています。２０１９年に生まれた子どもは86万５千人で、合計特殊出生率は１・36にまで低下しました。この背景には、産みたくても産めない人たちがいるのです。

「不妊症」とは、妊娠を試みても1年間妊娠できない場合をいいます。

不妊症の発生頻度は15％であり、今や新生児の16人に１人が、体外受精という「生殖補助技術」によって産まれています。

図表1　不妊症の主な原因と治療法

不妊症の原因	治療法
排卵障害	排卵誘発剤（内服、注射）
卵管閉塞	卵管形成術、体外受精
無精子症・乏精子症	人工授精、体外受精、顕微授精
原因不明	タイミング指導、体外受精、顕微授精

不妊症の治療は「排卵障害」、「卵管閉塞」など、原因に応じて行います。「乏精子症」、「無精子症」など、男性不妊も最近はよく知られるようになりました。妊娠の高年齢化により、〝原因不明〟の不妊症も増えていますが、これは卵子の妊娠能力を調べることが難しく、加齢による影響を測ることができないからです。排卵日を予測するタイミング指導から始めますが、効果がなければ体外受精、顕微授精へと進みます。

膣から採取した卵子を、シャーレの中で精子とお見合いさせるのが「体外受精」です。１９７８年にEdwards、Steptoe博士によって初めて出産例が報告され、２０１０年には、その功績に対して、Edwards博士にノーベル生理学・医学賞が贈られました。

体外受精がうまくいかない場合は、生きのいい精子を顕微鏡下で卵子に注入する「顕微授精」が行われます。無精子症は、かつては治療法のない「絶対不妊」でしたが、今では精巣に精子がひとつでもあれば、「顕微鏡下での授精（顕微授精）」を試みます。

同じ〝じゅせい〟でも、顕微授精の「授」には手へんがつきますが、体外受精の「受」は手へんなしです。体外受精は、手が加わっていない自然な受精だからです。

体外受精・顕微授精をあわせて「生殖補助医療（ＡＲＴ）[※1]」と呼びます。平均50万円、コマーシャルで有名な施設では１００万円と高額な技術で、ＡＲＴであれば出産できると勘違いするカップルが多くいます。

図表2　体外受精・顕微授精の手技

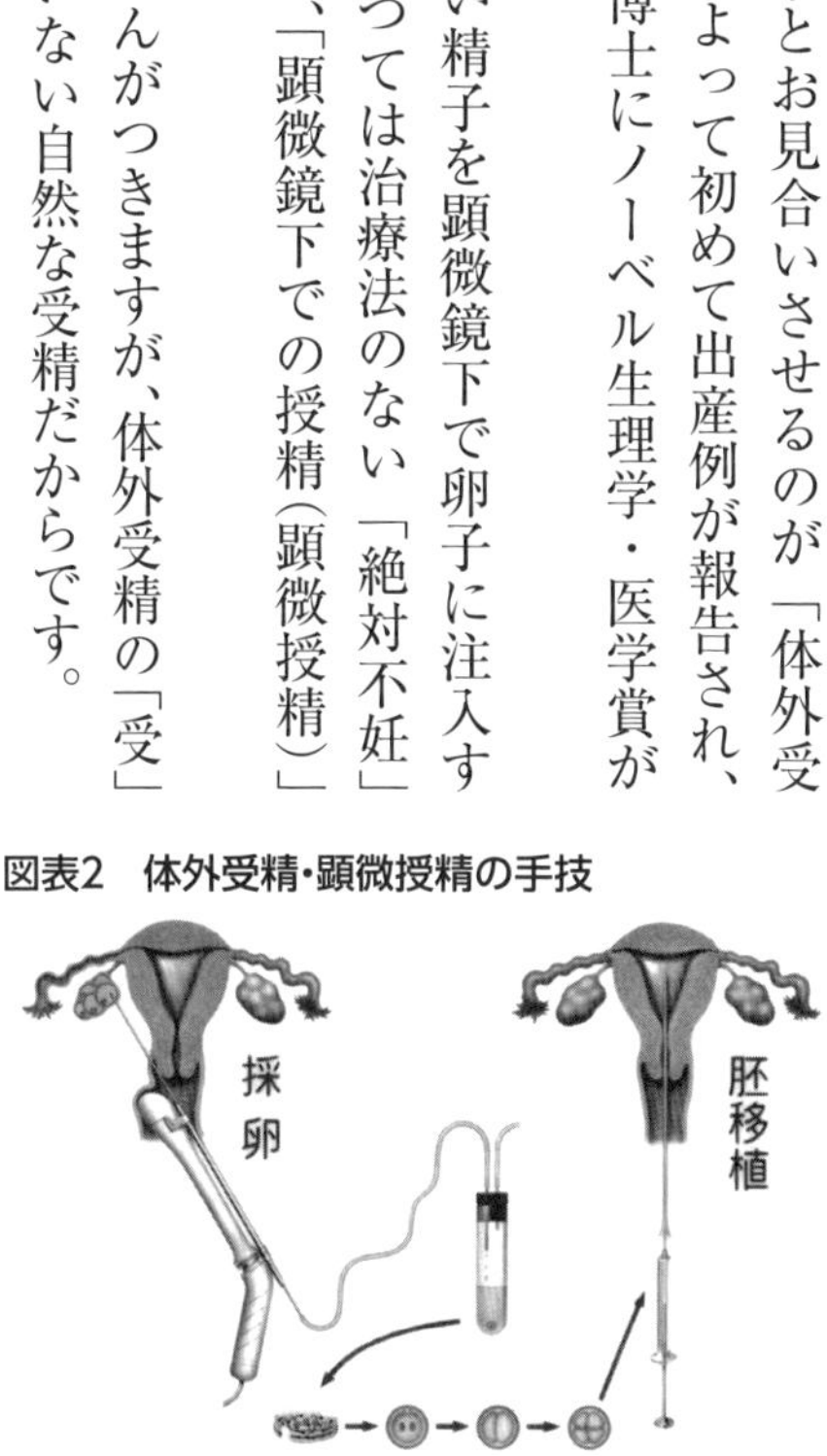

※1 ART Assisted Reproductive Technology の略。

しかし、出産率は（図表3では「生産率」と表示）20～30代で20％強、40歳では9％。5回すれば100％になるというものでもありません。新生児の16人に1人がARTによる妊娠ですが、出産に至らないカップルもたくさんいます。

流産をくり返す不育症

妊娠の高年齢化により、不育症も増えています。

「不育症」とは、妊娠はするけれど、流産や死産をくり返し、お子さんを得られない状態です。「習慣流産」と呼ばれる、3回以上連続して流産することも、不育症に含まれます。

ここでいう流産とは、妊娠22週未満の自然流産で、90％以上は妊娠10週未満の初期に起こります。

不育症は5％、つまり20人に1人に起こります。原因として①「抗リン脂質抗体症候群」②子宮の奇形③夫婦どちらかの染色体の異常④胎児の染色体の異常、が挙げられます。

①の患者さんは、妊娠中に血液を固まりにくくする薬を投与すると、出産率がよくなります。

子宮の奇形に対しては、手術を行うことで出産率が上昇するかどうか、まだ明らかになっていません。

図表3　ART妊娠率・生産率・流産率

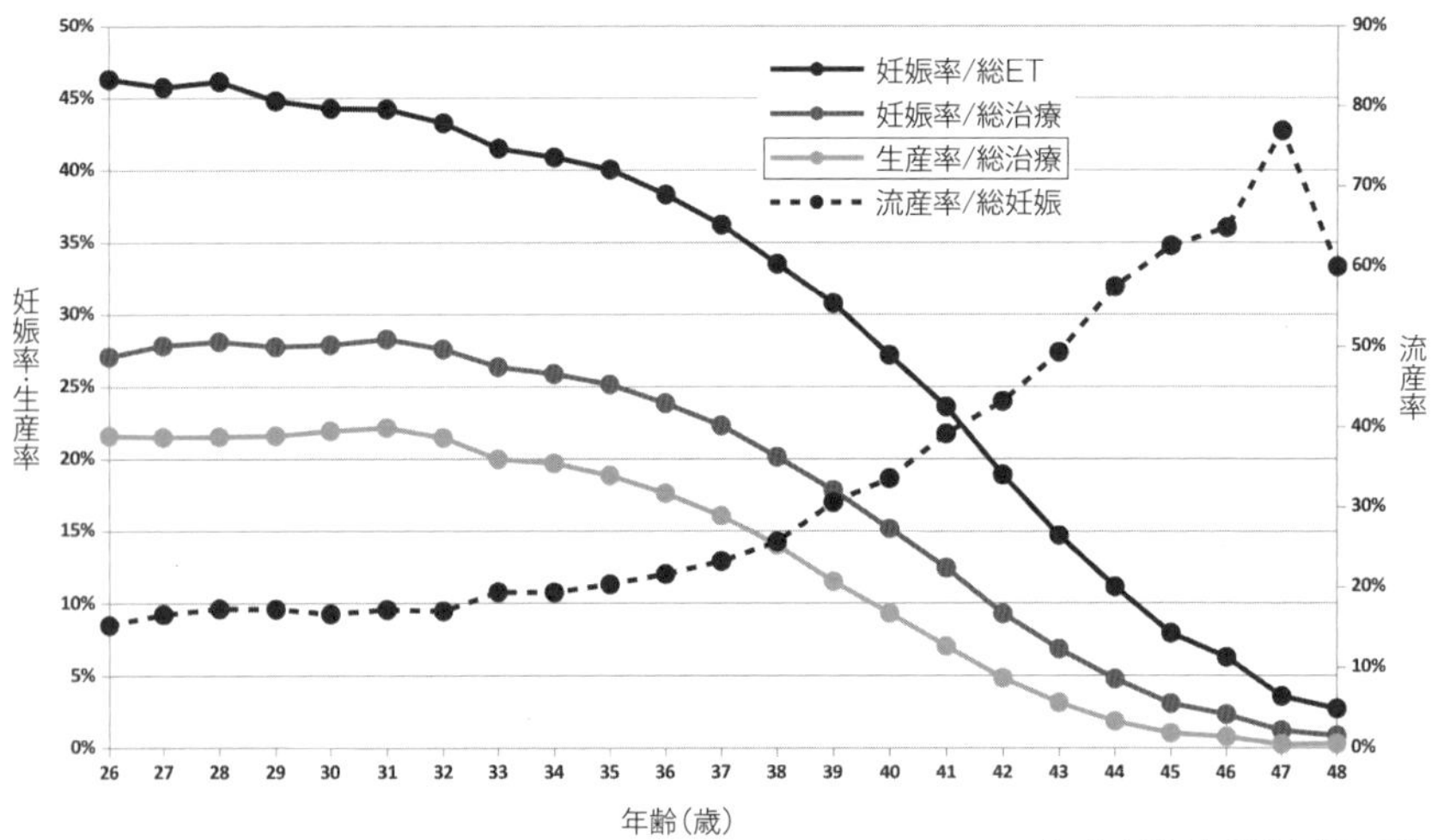

（日本産科婦人科学会（2017））

染色体異常については、男性不妊同様、男性に原因があることもあります。ヒトには46本の染色体があり、1番から22番まではペアになっています。2カ所で染色体が入れ替わっていることを「転座」といいますが、不育症の5％のカップルに転座が見つかります。

このこと自体が病気につながるわけではありません。しかし、卵子や精子が作られる減数分裂（細胞分裂の一種）の過程で、遺伝子の過不足が生じることがあり、結果として流産につながります。

一定の割合で正常な卵子と精子も得られるので、出産は可能です。しかし、自然妊娠ではどの程度出産でき、どの程度流産するのかがわかりません。そこで「着床前診断」が応用されるようになりました。体外受精を行い、受精卵を診断して、染色体に異常のない胚を選び、子宮に移植する技術です。

【染色体の転座】

常染色体は1～22番まであり、両親から由来した染色体がペアになっている。

左は、3番と15番の一部が転座、つまり入れ替わった患者さんの染色体。

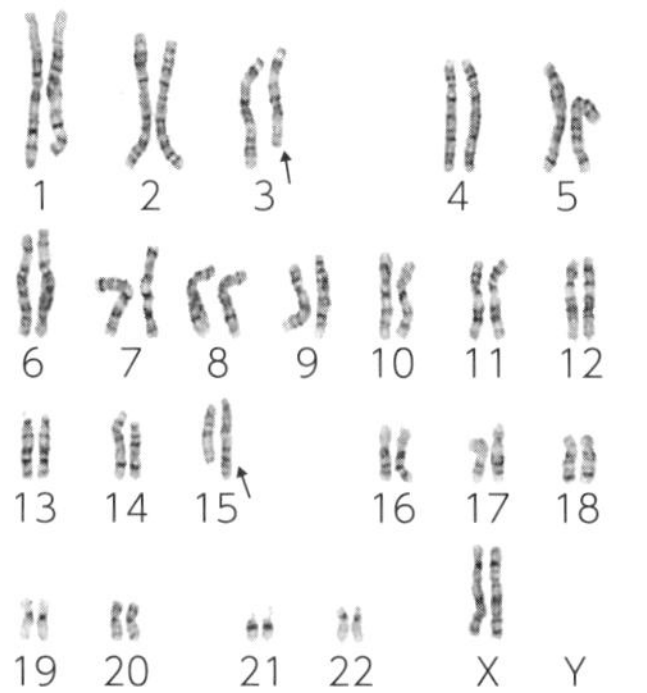

着床前診断には倫理的な批判があります。1990年に「デュシェーヌ型筋ジストロフィー」[※2]という病気のカップルに対し、病気の子どもを避ける目的でこの技術が行われたことが報告されました。ここで、遺伝性の病気を避けるのは優生思想につながる、あるいは病気の胚を取り除くのは生命の選別である、という議論が起きたのです。

また、自然妊娠が可能な女性にとっては、体外受精の負担を負わせることにもなるので、日本産科婦人科学会は98年、着床前診断は病状の程度が重い遺伝性の病気への臨床研究に限る、との見解を発表しました。

※2 デュシェーヌ型筋ジストロフィー
10万人に3～5人の割合で男児に発症する筋ジストロフィー。起立・歩行障害がおき、10歳前後で車いす生活になる。X染色体の異常が原因。

しかし、流産は女性にとってつらい経験です。そこで06年から、流産予防の目的でも着床前診断ができるようになりました。

転座に対する着床前診断は、「着床前染色体構造異常検査（ＰＧＴ－ＳＲ）[※3]」と呼ばれています。

日本でＰＧＴ－ＳＲが解禁されてから10年後、私たちは検査を行ったカップルと行わなかったカップルとを比較してみました。その結果、流産の減少は見られましたが、患者あたりの出産率に差はありませんでした。受精卵の診断のために細胞を採取することで、妊娠率が低下したことが理由と考えられています。

ＰＧＴ－ＳＲの実施の有無を比較した研究結果は、現在でもこれしかありません。欧州ヒト生殖医学会の不育症ガイドラインでは、この結果を重視し、カップルにＰＧＴ－ＳＲの利点と欠点を説明することを推奨しています。

高年齢化で起こる卵子の問題

両親に染色体の異常がない場合でも、流産してしまった胎児や受精卵の多くには染色体数の異常がみられます。

卵子と精子には、減数分裂により46本のうち23本の染色体が分配されますが、ここでエラーが起きるのが原因です。

卵子は胎児の体内で約７００万個もつくられ、その後は減少し続け、生涯中新

※3　PGT-SR
preimplantation genetic testing for chromosomal structural rearrangements の略。

写真1　着床前診断の様子

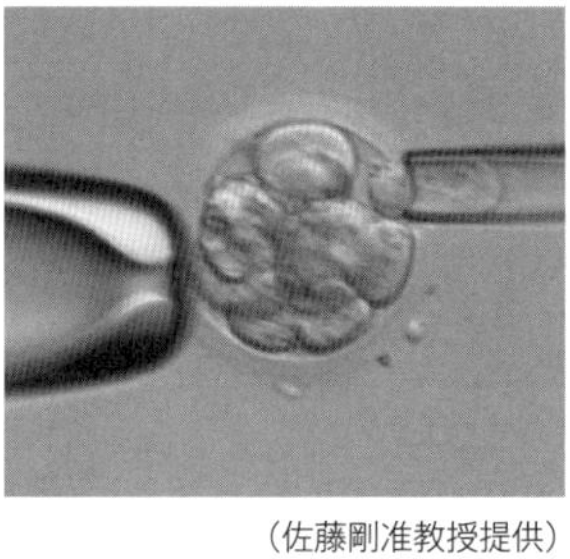

（佐藤剛准教授提供）

たにつくられることはありません。

胎児期につくられた卵子は減数分裂を途中で停止した状態で、排卵時にそれぞれ減数分裂を再開します。20歳で排卵する卵子に比べ、40歳で排卵する卵子は、染色体の数に異常があるものの割合が増加します。これが〝卵子の老化〟の実態です。


不育症の原因は、この染色体数の異常が41％で、最も高頻度。中でも「16番トリソミー（16番染色体が3本あること）」が最も多くみられます。16番トリソミーの新生児は、生まれることがありません。妊娠7～8週が寿命と考えられています。流産した胎児の染色体検査は、現在保険の適用がないこともあり、なかなか行われないのですが、胎児と母親の子宮のどちらに異常があったのか、原因を知りたいカップルにとっては切実な問題でしょう。


染色体数の異常は、不妊の原因にもなります。

受精卵の染色体の数を調べた研究では、加齢とともに異常の割合が増え、染色体が1本多いトリソミーと同じ割合で、1本足りないモノソミーが認められました。トリソミーとモノソミーは染色体の分配時に同時に起こるため、理論的には妥当な結果といえます。

ただし、流産した胎児には、モノソミーは見られません。染色体が足りないのは、余分にあるよりも悪い状態です。受精卵は排卵から6日ほどで、「胚盤胞」にま

図表4　女性の加齢と卵胞数の減少

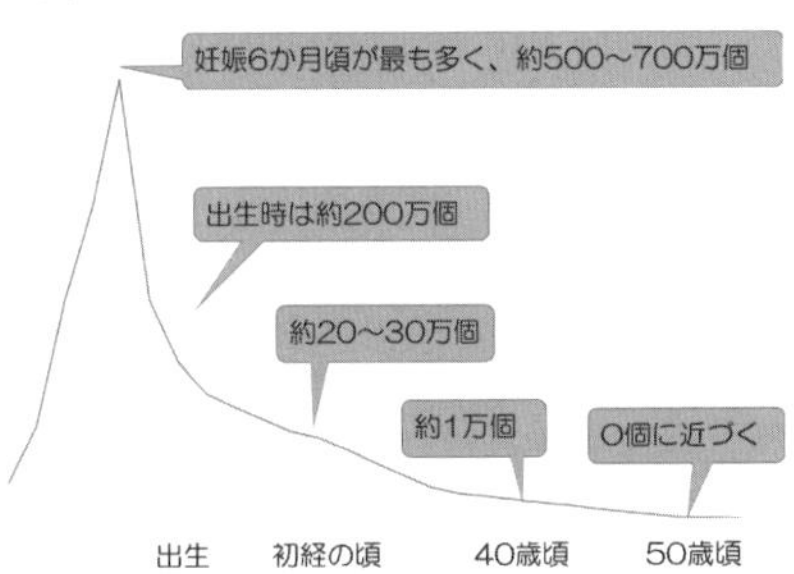

で分化し、子宮内膜に着床しますが、モノソミーの受精卵は着床する前の時点で取り除かれるようです。よって、染色体異常のある受精卵の半分は着床できないことになります。

着床前診断だけでは解決しない

染色体数の異常を調べる着床前診断を「着床前染色体異数性検査（ＰＧＴ‐Ａ）[※4]」といいます。２０００年頃から、世界中の不妊症、不育症、高齢女性に対して広がりました。

しかし、ＰＧＴ‐Ａでは前述のＰＧＴ‐ＳＲ同様、細胞を採取することで受精卵が傷ついてしまうので、普通の体外受精と比べ、出産率が低下してしまうことが07年に発表されています。欧州ヒト生殖医学会と米国生殖医学会は、11年に、研究目的以外にはＰＧＴ‐Ａを行わないよう呼びかけました。

その後、細胞を採取する技術や「次世代シークエンサー」という機器による診断技術が発達し、若い世代で、受精卵が数多く採取できる「予後良好群」では、出産率がよくなる傾向がみられました。

日本では、倫理的な理由からもＰＧＴ‐Ａが禁止されてきました。「ダウン症候群（21トリソミー）」の子どもは、８割が流産、２割は生まれます。ＰＧＴ‐Ａは、このダウン症候群の子どもの産み分けにつながります。

※4　PGT-A
preimplantation genetic testing for aneuploidy の略。

図表5　胚盤胞ができるまで

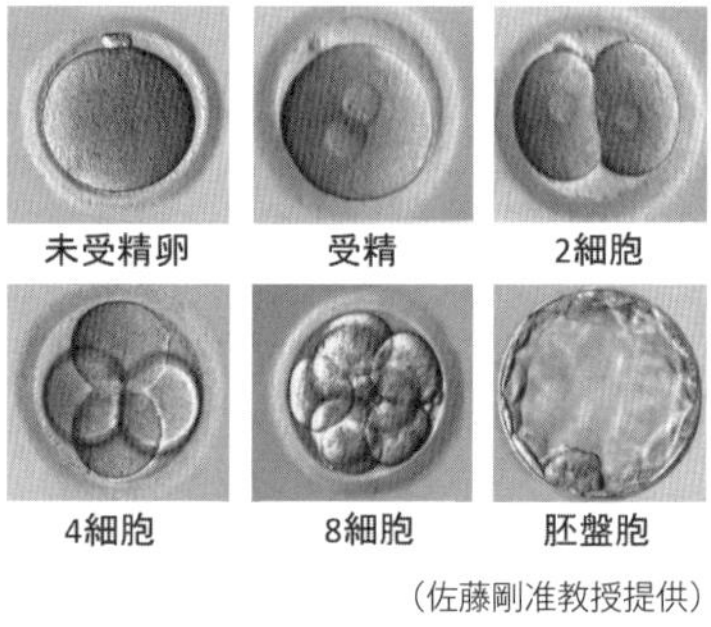

（佐藤剛准教授提供）

しかし、日本産科婦人科学会は、少子化が進む昨今、患者のニーズが高まっていることを理由に、35～42歳で体外受精に何度も失敗している不妊症患者と、胎児の染色体数異常で流産している不育症患者のグループで、ＰＧＴ‐Ａの臨床研究を行いました。私たちは研究代表者として論文の執筆を行いました。

その結果、どちらのグループでも、ＰＧＴ‐Ａでは患者さんあたりの出産率の改善や流産の減少がみられないことがわかりました。

ただし、受精卵が胚盤胞まで発達した人は、出産率が改善しました。胚盤胞が多く得られる一部の人にとっては、早く出産できる効果があるといえます。

知識を持ち、自分の人生を選ぶ

不育症・不妊症ともに、男性にも原因があり得ます。それにもかかわらず、「嫁して3年、子なきは去れ」といわれ、日本では、子どもがもてないことが女性の責任とされてきました。

不育症の女性の約15％に、抑うつ・不安障害が発症します。妊娠経験者の38％と、多くの人が流産を経験していますが、流産は隠される傾向にあり、流産した人は孤立しがちです。

夫婦の間でも感じ方が異なるため、流産の回数が増えるにつれて、離婚率も上昇します。

流産の70～80％は、実は染色体数の異常によるものですが、仕事のストレスや女性の不摂生が原因という誤解があります。それによって、自分を責める気持ちが生じ、自尊感情が低下してしまいます。

2012年に放送されたNHK「クローズアップ現代『卵子の老化』」では、卵子の老化や卵子を凍結する技術など、高度な生殖技術が報道されました。

ですが、体外受精の成績は20％強にとどまるため、卵子を凍結したとしても、出産を確約するものではありません。高額で高度な生殖技術にも限界があります。

私はこの番組に出演し、「知識を持って、自分の人生を選ぶ」大切さをお話ししました。生きていくうえで本当に大切なことを、学校では教えてくれません。自分のこころを守るためには、不育症・不妊症の知識を持ったうえで、いつ産むかを考えることが大切です。

結婚しない人、子どもを持たない人など、多様な生き方が日本でも増えてきました。しかし、自分が両親のもとに生まれたように、子供を持つことが当たり前、と考える人にとっては、人生の質（ＱＯＬ）が低下してしまいます。キャリアの維持のため、また経済的な理由などにより、妊娠を先送りにして、子どもを持てないことを後悔する女性は後を絶ちません。

新型コロナウイルス感染症の流行は、人生の優先順位を考える機会になりました。妊娠には適切な時期があります。知識を持ったうえで、人生の選択をしてください。

【不育症・ヒト生殖メカニズム解明のための共同研究拠点】

習慣流産の研究はLondon Royal Collegeから発祥しました。名市大病院では1983年、日本で最初の夫リンパ球移植による原因不明習慣流産患者の出産に成功して以来、全国から患者さんが集まるようになっています。この治療の効果については、現在否定的ですが、原因を追究する研究に尽力しています。

これらの成果に対して、2015年に文部科学省から「特色のある共同利用・共同研究拠点」に認定を受けました。本学不育症研究センターは、日本初の国立不育症研究センターとなりました。

不育症、先天異常、不妊症、出生前診断、生殖遺伝学、生殖精神医学、少子化卵子老化の研究分野で、これまで国内165か所、海外18か所の施設との共同研究に取り組んでいます。今後も、高度な技術を要する着床前診断から、こころのケア、認知行動療法まで幅広い治療に取り組んでいきます。

肥満を科学する
～かくれ肥満症から高度肥満症まで～

医学研究科消化器・代謝内科学　准教授　田中　智洋

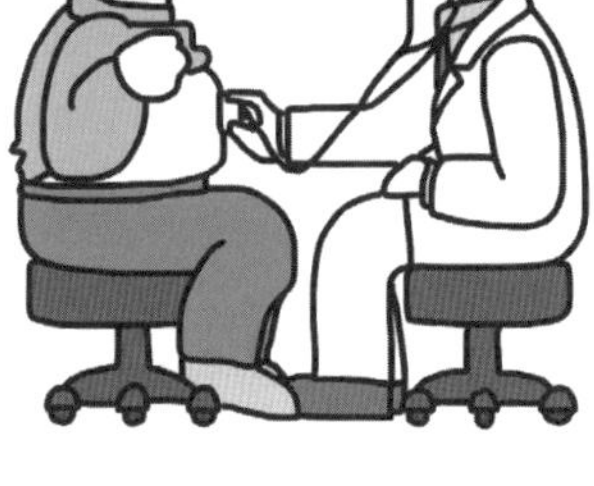

さまざまな現代病の原因となる「肥満」。個人の問題と捉えられがちですが、自制心では片づけられない脳や脂肪組織などの異常が明らかとなってきました。肥満を科学的に理解し、正しく恐れ、正しく治療することが重要です。

肥満は重要な医学的課題です

肥満が改善すれば、さまざまな病気も改善し、明白に一石二鳥以上の効果を示します。しかし、肥満という〝病〟には、これまで不名誉な烙印が幾重にも押され、医学的課題として必ずしも真正面から向き合ってこられませんでした。


「ホントの病人は皆やせているんじゃない？」

「体型は本人の勝手だから放っておいてくれ」

「太ってるやつは自制心が欠けているだけだろう」

「医者に通ったけれど肥満に飲ませるクスリは無い、と言われた」

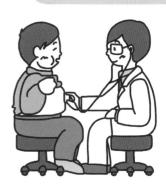

など、本稿を書いている私の耳にも、ヒソヒソ話が聞こえてくるようです。でもその実、肥満を何とかしたいと思っている人が、少なくないのも現実です。日本におけるダイエット市場の規模は年間1500億円ともいわれています。

そもそも肥満とは何か？　肥満と肥満症の違い

今から100年ほど前、ウィーン郊外の旧石器時代の遺跡から、約3万年前のものとされる、手のひらサイズの小さな石像群が出土しました。近くの村の名にちなんで「ヴィレンドルフのヴィーナス」と呼ばれることとなったこれらの石像は、腹部や臀部《でんぶ》が大きく突出した〝肥満〟体型で、多産や豊穣《ほうじょう》の象徴であったと考えられています。

一方、20世紀初頭のデザイン界を席巻し、今なおファッション界に大きな影響を残すフランスのデザイナー、ポール・ポワレは、それまで貴婦人が身に着けていたコルセットを廃し、ボディラインを際立たせる革新的な衣装を世に出しました。これがある意味、〝肥満〟に対する現代人のネガティブな印象を決定づけたともいえるでしょう。

体型としての肥満に対する善悪のイメージは、かように時の価値観で大きく変化するものです。このような美的感性と、医学・医療が相手にする〝病〟としての肥満は、まったく別のものです。

では、肥満の医学的定義を見てみましょう。日本肥満学会によれば、「脂肪組織に、脂肪が過剰に蓄積した状態で、体格指数（ＢＭＩ※1）が25kg／m²以上」とされています。日本肥満学会はさらに、肥満に特に関連する11種類の健康障害を挙げ、そのうち１つ以上を合併した状態を「肥満症」と定義しています。肥満症はれっきとした病気であり、診断・治療を行う必要があります。

脂肪組織は効率のよいエネルギーの倉庫

脂肪組織は、ただの〝脂肪の塊〟ではありません。顕微鏡で見ると、細胞内に油をいっぱい溜め込んだ脂肪細胞が規則的に集まり、ブドウの粒のように房状となった構造が見えます（図表１A）。房と房の間は、線維性の細胞外基質※2や血管で有機的につながっていて、効率よく油を溜められるようになっています。

脂肪細胞の中は、大半が巨大な油滴で占められていて、細胞質は油滴を覆う薄皮のように見えます（図表１B）。しかしこの薄い細胞質にこそ、適切なタイミングで油を溜めたり取り出したりする仕組みや、食欲を調節するホルモンを産生する能力が備わっています。

われわれは生きてゆくのに必要なエネルギーを、食物に含まれる糖質、脂質、タンパク質のいずれかから得ています。

糖質やタンパク質は１ｇあたり約４キロカロリーのエネルギーを含むのに対

※1　BMI　体格指数(Body Mass Index)。肥満の程度を表す指標で、体重(kg)÷(身長(m)の2乗)で計算される。BMI25以上、たとえば身長150cmなら56kg以上、身長170cmなら72kg以上が肥満と判定。

※2　細胞外基質　細胞と細胞の間を満たす、繊維状や網目状の構造体。動物ではコラーゲンやヒアルロン酸など。

図表1　A 光学顕微鏡で見た脂肪組織
B 脂肪組織の模式図

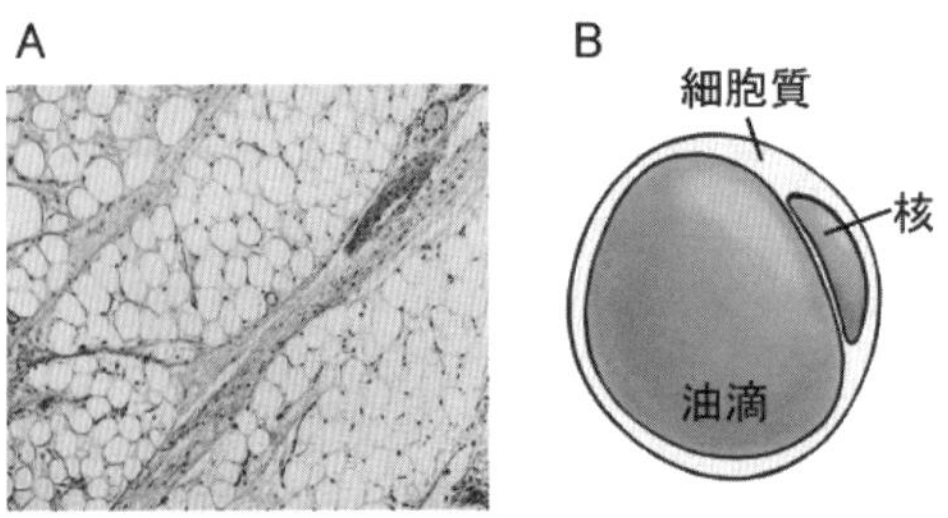

し、脂質は1gあたり9キロカロリーと、同じ重さで2倍以上のエネルギーを蓄えています。脂質はエネルギーリッチな栄養素なのです。同じ重さの食べ物でも、油を多く含むものほど、より多くのエネルギーを摂取できることになります。

　また、余ったエネルギーを脂肪の形で体内に蓄えることで、体重の増加を最小限に抑えつつ、多くのエネルギーを蓄積できます。飢餓に備えるために、極めて効率のよい戦略といえるでしょう。

なぜ人は太るのか?

　飢餓状態でなく、エネルギー貯蔵庫、脂肪組織が満タンになっていても、人はなお食べ続けてしまうことがあります。これはなぜなのでしょう?

食べるか食べざるかを決める中枢は、脳の奥深いところにある「視床下部」にあります。視床下部は、飲水、塩分摂取、体温、日内時計、成長、性機能など、ヒトが生きてゆくための基本となるさまざまな機能をつかさどります。

　それぞれの機能に対して、対応する「神経核」※3が存在し、食欲を担うのは主に「弓状核」、「室傍核《しつぼう》」、「腹内側核」、「外側核」などの神経核です。これらのうちどれかが壊れると、食欲や体重に異常が起こります。

※3 神経核
視床下部内の細かい領域。

　1900年頃にはすでに、脳腫瘍で視床下部が侵された患者が、肥満になることが報告されています。視床下部の脳腫瘍やその後遺症としての肥満は、「視床下部性肥満」と呼ばれ、現代でも治療が難しい難病です。

もちろん、太っている人がみな脳腫瘍、というわけではありません。最近の研究で、脂質を多く含む食品を食べると視床下部に炎症が起こること、肥満症患者の視床下部には実際に炎症が起こっていることが明らかになってきました。われわれの研究グループも、どのような種類の油がどういったメカニズムで視床下部に炎症を起こすのか、炎症は肥満の原因か結果か、一旦生じた炎症は治せるのか、を今まさに研究しています。

また、ヒトはエネルギーが足らないという理由からだけで食べるわけではありません。美味しいものがクセになってつい食べ過ぎてしまった、見た目が美味しそうだったので満腹なのに食べてしまった、といった経験のある方は、多いのではないでしょうか。人間は、「クセになっての食欲」に関わる「報酬系脳領域」や、大脳新皮質の機能によって食べることがあると知られています。

肥満症では、これらの高次の脳の働きにも異常があることがわかっています。脳に異常があっては、いくら自制心を奮い立たせてもやせられません。肥満症は脳の病気なのです。

敵は肥満にあらず、肥満症にあり

1980年代、ジョージ・ブレイ博士らは、体重が増加すると死亡率が増加することを報告しました。肥満が「死に至る病」であることを、明らかにしたのです。
特にBMIが高いと、合併症や死亡率がより顕著に増加することから、BMIを肥満の程度（肥満度）の指標として定義しようということになり、欧米でBMI25kg／m^2以上を「過体重」、30以上を「肥満」とすることになりました。日本人を含む東アジア人でも、肥満度は合併症の増加と関連しますが、欧米人よりも低いBMIで合併症の頻度が増加することから、日本では25kg／m^2以上を肥満と定義しています。日本人は1947年以降、特に男性において、10代から60代までのすべての年代で、平均BMIが増加の一途をたどっています。

ところが厄介なことに、健康障害が起きるか起きないか、いくつの病気が合併するか、合併症が重症化するかどうかは、BMIで計算される肥満度に必ずしもよりません。小太りでも重度の合併症を多数発症する肥満症患者さんもいれば、高度の肥満なのにひとつも合併症がなく、肥満症とは診断されない方もいます。

この個人差の理由はまだよくわかっていませんが、何らかの遺伝的要因によって決まる、[※4]脂肪組織の拡張能力と関連していると考えられています。

生まれつき脂肪細胞ができない「先天性全身性脂肪萎縮《いしゅく》症」という難病があります。この病気では、余ったエネルギーを脂肪組織に収納することがほとんどできず、あふれた栄養が脂質として肝臓や筋肉、膵臓など本来油の貯

図表2　肥満症＝肥満＋健康障害

肥満症の診断に用いる健康障害	診断基準には含まれない健康障害
1. 耐糖能障害（糖尿病） 2. 脂質異常症 3. 高血圧 4. 高尿酸血症・痛風 5. 冠動脈疾患 6. 脳梗塞 7. 脂肪肝（NAFLD） 8. 月経異常、妊娠合併症 9. 睡眠時無呼吸症候群 10.整形外科的疾患 11.肥満関連腎臓病（CKD）	胆石症、静脈血栓、肺塞栓症、気管支ぜんそく、男性不妊、皮膚疾患、胃食道逆流症、精神疾患、悪性疾患（大腸がん、食道腺がん、子宮体がん、膵臓がん、腎がん、乳がん、肝臓がんなど） **高度肥満症で注意すべき障害** 心不全、呼吸不全、静脈血栓、睡眠時無呼吸症候群、肥満低換気症候群、運動器疾患

肥満（BMI 25kg/㎡以上）で、かつ「肥満症の診断に用いる健康障害」を1つ以上認める場合、肥満症と診断する。肥満には診断に用いる項目以外にも数多くの多彩な健康障害がある

（日本肥満学会 肥満症診療ガイドライン2016）

蔵庫ではない臓器に溜まり（異所性脂肪）、臓器のはたらきが損なわれて（脂肪毒性）しまいます。その結果、若年で重症の糖尿病、脂質異常症、肝硬変などを発症してしまいます。

脂肪萎縮症ほどではなくとも、東アジア人では脂肪組織の拡張能力に制限があり、これが小太りでも合併症を発症しやすい原因と推測されます。逆に、太っていても糖尿病などの病気になりにくい人は、欧米白人のように脂肪組織の拡張能力が強いのかもしれません。

※4 **脂肪組織の拡張能力**
体内の栄養が過剰になった時に速やかに倉庫を増設して余分なエネルギーを収納することができる能力。

実は最近、肥満の基準を満たさないＢＭＩ25kg／m^2未満でも、健康障害を多発する病態が注目されています。明確な原因はわかっていませんが、やはり脂肪組織の拡張能力に障害があり、肥満になる前に、重度の肥満症のように合併症を多発した状態になってしまうのだろうと思われます。こういった患者さんでは異所性脂肪が見られることが多く、検査してみないとわからない「かくれ肥満」として、今後日本で特に重要になってくると考えられます。

やせるために今、何ができるのか？

では、やせるためにはどのような方法があるのでしょうか？

脳の炎症を治す、根本的な治療法は残念ながらまだ開発されていません。しかし、科学的エビデンスをもって体重を減らし、合併症に幅広くよい効果をもたらす治療法は増えています。

肥満症の治療は、ＢＭＩ25～35kg／m^2の肥満症と、ＢＭＩ35kg／m^2以上の高度肥満症に分け、方針を立てます。

肥満症では現体重の３％以上の減量を目標とし、１日あたり標準体重[※5]（kg）×25キロカロリー以下の食事療法と運動療法を行います。

高度肥満症では、合併症のより強力な改善のため、現体重の５～10％の減量を目標に、食事療法は標準体重（kg）×20～25キロカロリー以下とします。腰やひざに対する負荷が大きいので、運動療法は決して無理せず、痛みのない範囲にとどめます。

※5　標準体重
ＢＭＩ22kg／㎡に相当し、平均余命が最も長くなるとされる体重。身長(m)の2乗に22kg／㎡を掛けることで計算できる。

食事療法や運動療法で十分なダイエット効果を得るには、モチベーションを高め、維持し、生活を自己管理する能力が必要です。自身の食生活のクセや偏りを理解し、前向きにこれを変えてゆくことも必要になります。これを肥満症の「行動療法」と呼びます。

行動療法は、肥満症専門医の腕の見せ所です。肥満症が自制心の問題ではないとはいえ、発症に生活習慣の偏りが寄与していることは間違いありません。

生活習慣の偏りを取り除くためには、ライフスタイルを変える〝行動変容〟が必要であり、私たち肥満症専門医は、皆さんの伴走者として、行動を変え、維持することのサポートをします。はっきりした減量効果が得られれば、さらにがんばろう！と意識が高まり、好循環が期待できます。

肥満症のおくすり

現在、日本では「抗肥満薬」として承認・発売されている薬が、1種類しかありません。「マジンドール」という薬で、脳内のノルアドレナリンやセロトニン、ドパミンなどの物質の濃度を変え、食欲を抑制します。

しかし、マジンドールが使用できるのは、ＢＭＩ35kg／㎡以上の高度肥満症の患者だけで、しかも最大3カ月間しか使用が認められていません。また、これを飲めばそれだけでやせる、という薬ではなく、食事・運動療法や行動療法によるダイエットの効果を高める薬、と考えていただくのがよいでしょう。

米国やヨーロッパ、韓国や台湾では既に4～6種類の、より新しい世代の抗肥満薬が使われており、多くは脳に作用する薬です。日本では抗肥満薬の開発が遅れていますが、最近やっと大きく動き始めており、近い将来の承認に期待が持たれます。

ただし、抗肥満薬はあくまで肥満症の治療を目的に使用されるもので、健康障害がまったくない方が、痩身術として安易に使用するのは厳に慎むべきです。肥満症患者さん以外の人への、効果や安全性の検証はまったくなされていません。日本医師会や日本糖尿病学会、製薬業界からも、この点について大きな警鐘が鳴らされています。

糖尿病を手術で治す—これからの減量手術が目指すもの

肥満症に対する最も強力な治療法のひとつが、「減量手術」です。減量手術というと「脂肪吸引」を想像する方がおられますが、脂肪吸引は肥満症に対して無効です。一部の脂肪を吸引しても、肥満の原因が除去できなければ、食べ過ぎたエネルギーは代わりとなる貯蔵場所を求め、ほかの部位の脂肪組織や肝臓などに溜まってしまいます。

現在、世界的に多く実施されている減量手術は、「スリーブ状胃切除術」[※6]と「バイパス術」[※7]の2種類です。いずれも、基本的には腹腔鏡下で行われます。体重を減らす効果はバイパス術の方が大きいとされています。国内では、2020年現在、スリーブ状胃切除術は健康保険適用があり、バイパス術は先進医療として、限られた条件で実施されています。

欧米では早くからこれらの手術が行われ、治療効果や安全性についても十分なデータが集積しています。

2018年に報告されたスウェーデンの研究では、40代半ばの肥満症患者約4千名に対し、約半数には内科治療、残りの半数には減量手術が行われました。結果、手術を行ったグループでは、15～30％以上の減量効果（手術前に119kgだった人が90～100kgに減量）が20年間維持されました。

※6 スリーブ状胃切除術 胃の外側を切り取って胃を管状に細くする手術。一度に多くを食べられなくなる効果がある。

※7 バイパス術 胃と小腸の間にバイパスを作ることで、食べ物が小腸の一部を通らないようにし、栄養の吸収を減らす手術。

さらに驚いたことに、手術を受けた人では、受けなかった人と比べて20年後の腎不全率が半減し、この20年間の死亡者数（死因は問わず）も30％以上少ないものでした。減量手術が、「死に至る病」である肥満症に対抗できる、パワフルかつ長期間有効な手段であることを物語っています。

肥満症を「死に至る病」たらしめる原因のひとつが、糖尿病です。全身の血管に同時進行的に動脈硬化を引き起こし、網膜症、腎症、神経障害、心筋梗塞《こうそく》、脳梗塞、足壊疽《えそ》など恐ろしい合併症の原因となります。

日本人の糖尿病は、かつてはやせ型の患者さんが多いとされていましたが、最近では糖尿病患者の過半数が肥満を合併しています。

肥満症を手術で治療した場合、糖尿病はどうなるのでしょうか？

減量手術で体重を十分減らすことに成功した場合、糖尿病と診断され、薬を飲んだりインスリン注射をしていた方の70％以上で、糖尿病の治療薬が不要になったとの報告があります。

日本の基準はまだそこまで先進的ではありませんが、米国糖尿病学会のガイドラインでは、ＢＭＩ27・5kg／㎡以上の糖尿病患者に減量手術を考慮するよう、提唱しています。

糖尿病のほかにも、減量手術で高血圧や高尿酸血症、脂質異常症などの薬が止められた患者さん、睡眠時無呼吸症候群に対するＣＰＡＰ療法※8から卒業できた患

※8　CPAP療法
鼻に装着したマスクから空気を送りこむことによって、ある一定の圧力を気道にかけ、睡眠中の無呼吸を予防する治療法。

者さんを、これまで多く見てきました。これからの時代の減量手術の目標は、体重を減らすだけではなく、合併症を治し、「健康寿命を延ばして人生の質を向上させること」といえるでしょう。

これからの肥満症研究

肥満症ほど誤ったレッテルを貼られ、本来の大事さが見えなくなっている病気は少ないと思います。

1994年、遺伝子がたったひとつ壊れただけで、若齢から高度の肥満を発症するハツカネズミが報告され、3年後には同じ遺伝子の欠損による肥満症患者さんがパキスタンで報告されました。この遺伝子は、その後の研究で、脂肪組織のエネルギー倉庫が満杯であることを脳に知らせ、「もう食べなくていいよ」というメッセージを脳に伝えるホルモン（レプチン）をつくるものだとわかりました。肥満症患者さんの脳は、この「もう食べなくていいよ」シグナルに応答できなくなっていることが分かっています。筆者は、この脳の、「ある種のまひ状態」が、食べ物の成分によって直接起こる可能性について研究を進めています。

肥満症学は新しい医学分野で、その進歩は日進月歩です。新しい発見が肥満症診療に反映され、多くの患者さんの人生に福音をもたらすことを、念じてやみません。

激痛が！ 尿路結石の治療と健康生活へのカラダづくり

医学研究科腎・泌尿器科学　教授　安井 孝周

いつの間にか体の中に「結石」ができ、激痛発作を引き起こすことがあります。あなたの身体にもそんな「結石」が潜んでいるかも…。どうして痛むのか、治療、予防はどうするのか、解説します。

尿路結石が男女ともに急増中！

日本全国で行っている疫学調査によると、尿路結石は過去50年間で約3倍に増加しました（図表1・2）。皆さんの周りにも、結石の激痛を経験された方がいらっしゃるのではないでしょうか？

日本では男性の7人に1人、女性の15人に1人が発症するといわれています。男性が2・2～2・4倍ほど多いといわれてきましたが、最近では女性の尿路結石も増えています。原因は女性の方が肥満の影響を受けやすいことにありますが、メタボリックシンドロームや生活習慣に関しては、後ほどお話しさせていただきましょう。

図表1　上部尿路結石の罹患率

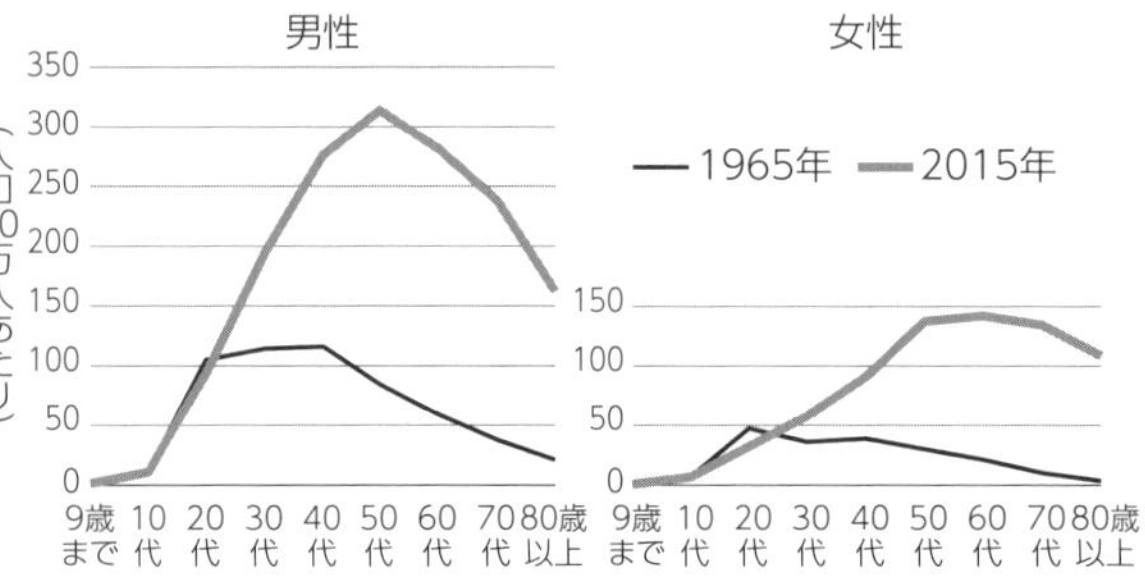

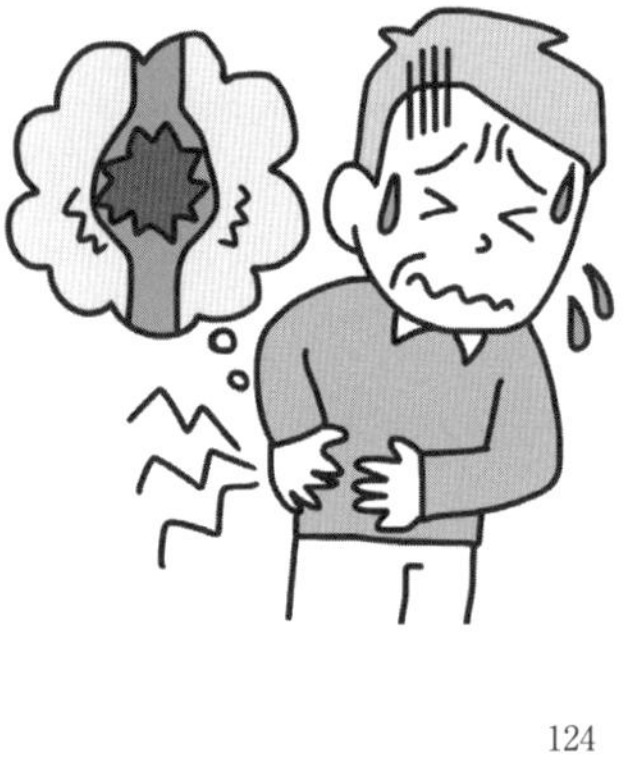

尿路結石とは、尿路、つまり尿を生成する腎臓や尿管、膀胱《ぼうこう》などに結石ができる病気です。

腎臓は、体内の不要な物質を、尿として体外へ排せつします。尿にはたくさんの成分が混ざっていますが、シュウ酸やカルシウムなどは溶けきれずに結晶になります。これが大きくなったのが、結石です（図表4）。結石が尿管などにつまると、大変な激痛を引き起こします。

結石はどこにあるかによって、「腎結石」、「尿管結石」、「膀胱結石」、「尿道結石」と呼ばれます。腎結石と尿管結石を「上部尿路結石」、膀胱結石と尿道結石を「下部尿路結石」と区別します（図表3）。

上部尿路結石のほうが、発生頻度が高く、男性患者は、以前は30代から40代が多かったのですが、近年は50代が多くなっています。女性は50代以上に多く、閉経が関係しているといわれています。

下部尿路結石は、排尿障害に伴ってできやすく、高齢の方に多いのが特徴です。

結石はどうして痛いのか

最も症状が強いのは、尿管結石です（写真1）。

激しい痛みが突然、背中から脇腹、下腹部にかけて走るのが特徴で、疝痛《せんつう》発作と呼ばれています。腎臓にできた石が尿管におりてきて、尿の流れをふさぎ、尿

図表3　尿路結石の種類

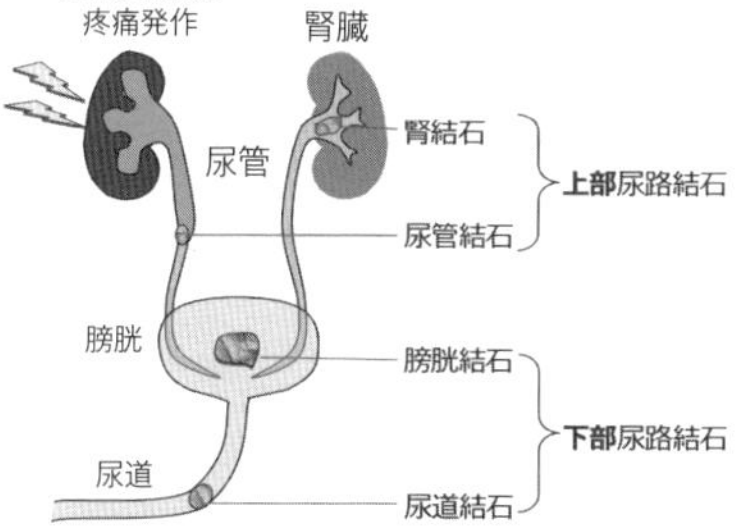

図表2　下部尿路結石の罹患率

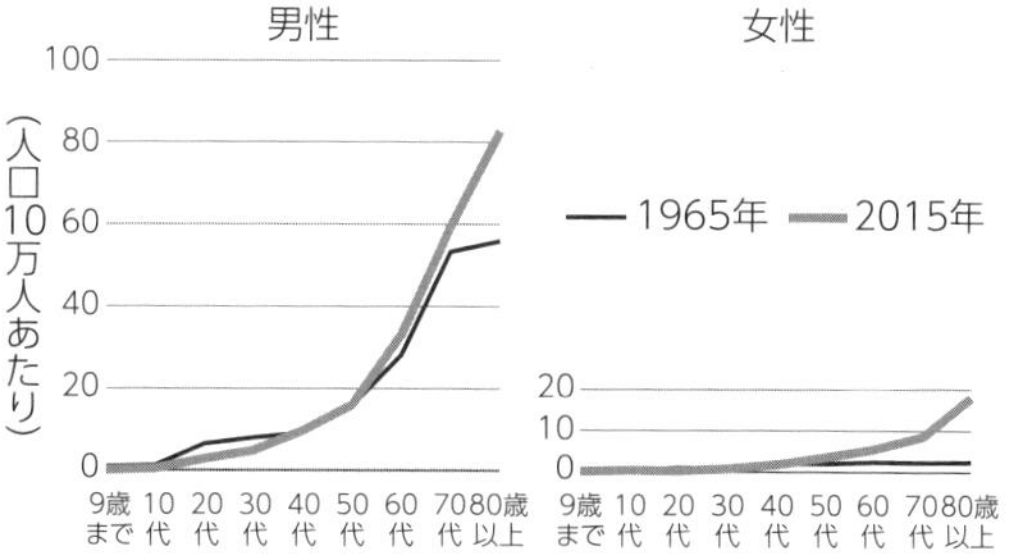

管に痙攣《けいれん》が起きて激痛になります。
背中の痛みの原因は、尿管がふさがったことで、上流の腎臓内の尿路が拡がる「水腎症」だといわれています。腎臓のまわりの膜には知覚神経が多く、これが引き伸ばされると痛みが生じるのです。

ただ、お腹や背中が激しく痛むからといって、尿路結石と決めつけてはいけません。脇腹から下腹部の痛みは、虫垂炎や結腸の憩室《けいしつ》炎、卵巣の病気でも起こります。背中の激痛は、膵臓《すいぞう》の病気や、生死につながる動脈解離によるものかもしれません。医師は、痛み方や腹部・背部の所見、尿検査、超音波検査、レントゲン検査などを組み合わせて、痛みの原因を診断します。

最近はＣＴの診断率がとても高く、ＣＴで原因を探ることも多くなりました（写真2）。ＣＴではレントゲンでは写らない「Ｘ線透過性結石」である尿酸結石やシスチン結石、またごく小さな結石も見つけられます。

さらにＣＴの数値からは、結石の成分をある程度予測できます。皮膚と結石までの距離を測ることで、結石治療のひとつである「体外衝撃波手術」の効果なども予測できます。

尿路結石の治療法

尿路結石はたいへんな痛みを伴う病気なので、痛みを取ることが第一の目標に

写真1　排石された尿管結石

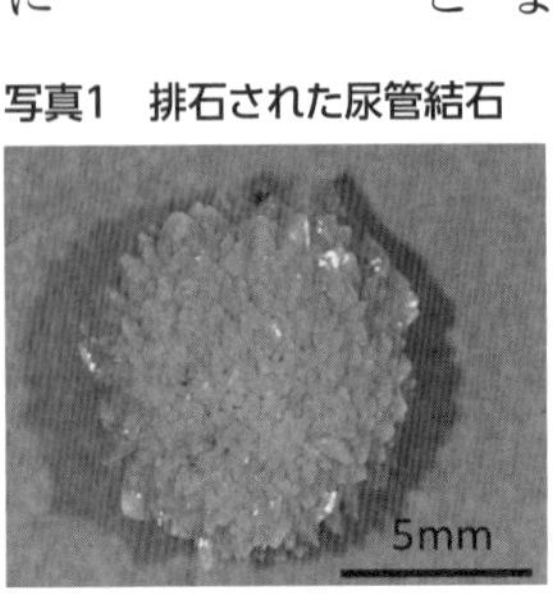

図表4　尿路結石ができるまで

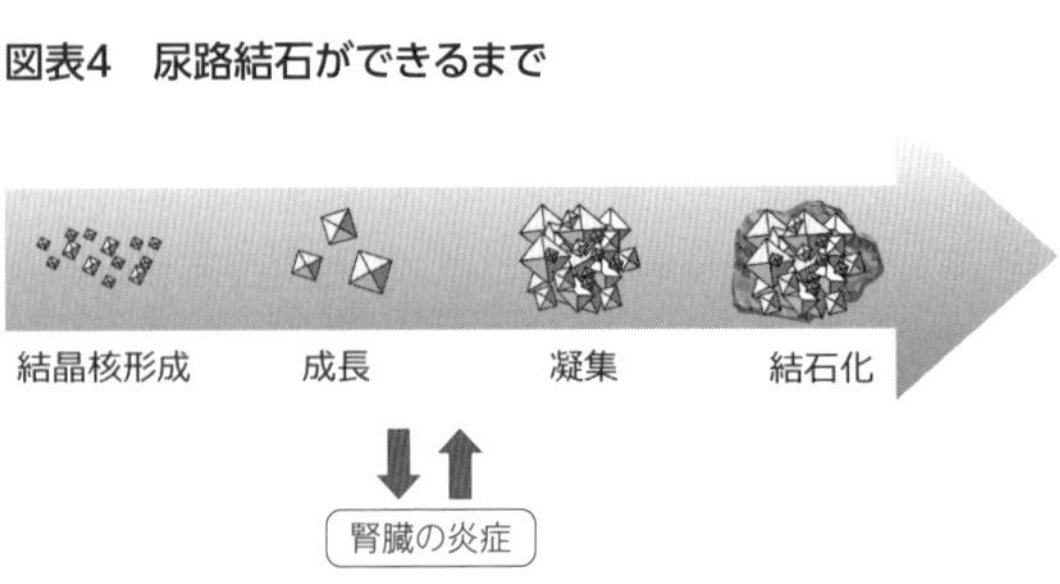

なります。

まずは痛み止めである「非ステロイド性消炎鎮痛薬（ＮＳＡＩＤｓ）」の座薬を投与します。ただしこの薬は、アレルギーやアスピリンぜんそくのある方や妊婦さんには使用できません。妊娠中の方には「アセトアミノフェン」が使用されます。座薬を使用して30分から1時間ぐらい経っても痛みが続く場合は、注射による鎮痛剤などを使用します。

痛み止めは、結石がなくなるまでずっと使い続けるわけではなく、痛みがあるときの頓服薬として使用します。

痛みをコントロールしたら、次は結石を取り除くことが必要になります。結石の大きさと場所にもよりますが、尿と一緒に流し出してしまうのが一番です。

結石を出すには、水を飲んで尿量を増やすことと、体を動かすことが重要だといわれてきました。昔から使われてきた漢方薬や、ウラジロガシエキスなどの薬剤も使用します。

欧米では最近、排尿障害に対して処方される「α1ブロッカー」という薬が、尿管の緊張を取って結石を出しやすくするといわれていますが、日本ではまだ使用が認められていません。

今では少なくなりましたが、患者さんから「ビールを飲めばいいんです

写真2　結石のレントゲンとCT画像

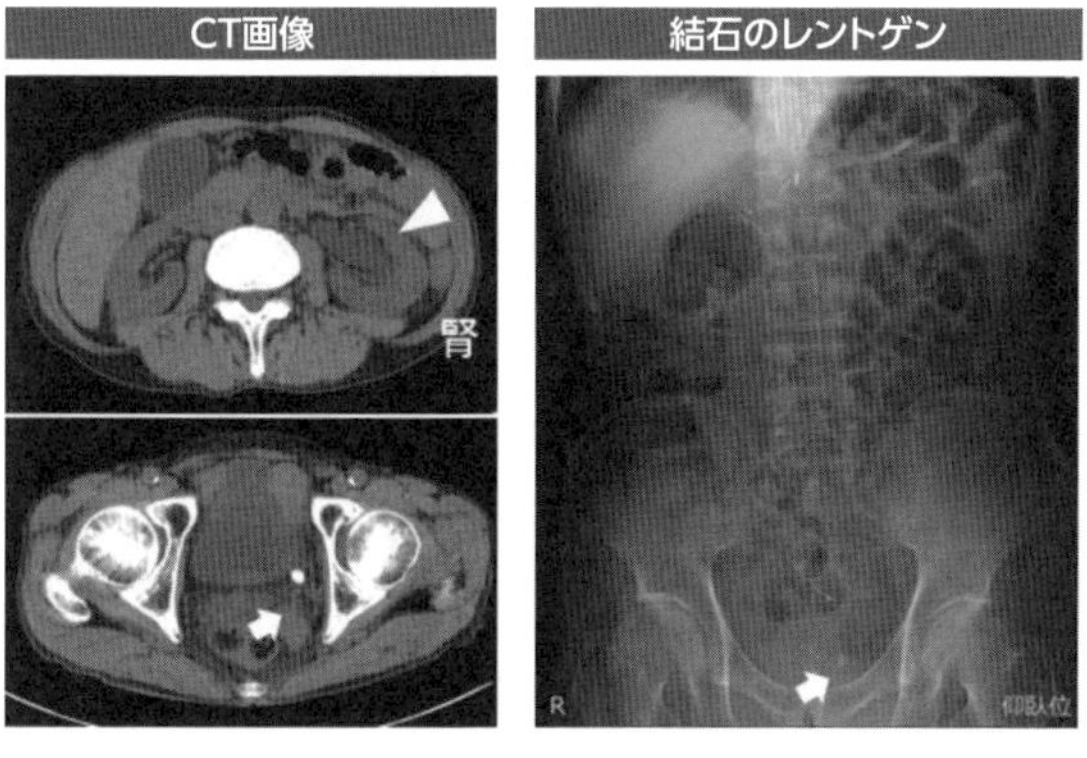

ね」と言われることがあります。アルコールには確かに利尿作用があり、一時的に尿量が増えるので、ある程度の効果は期待できるかもしれません。

しかし、これはあくまで一時的なものであり、その後軽い脱水症状を起こし、尿の濃縮が起きて、むしろ結石ができやすい状態になります。アルコールを飲んだ後は、ミネラルウォーターやスポーツドリンクなどでしっかりと水分補給をした方がよいでしょう。

尿路結石の手術

1カ月以上石が出ない場合や、結石の位置が動かない場合は、手術（図表5）を検討します。

患者への負担が少ないのは、「体外衝撃波結石破砕術（ESWL）」です。装置を使って体の外から衝撃波を照射し、結石を砕くもので、通常は麻酔なしで行います（写真3）。

ただし、硬い結石や大きな結石、尿管にしっかりとはまり込んでしまった結石は、うまく砕けません。また、体外からの治療なので、破片は患者さんが自力で排出しないといけません。したがって、腎動脈瘤《りゅう》があったり、発熱を伴う尿路感染があったり、結石が流れ出る側の尿管が狭かったりする場合は、勧められません。そのほか、妊娠中の患者さんや、出血に伴う合併症が懸念される抗凝固剤の服用患者にも使用することができません。

図表5　尿路結石の手術

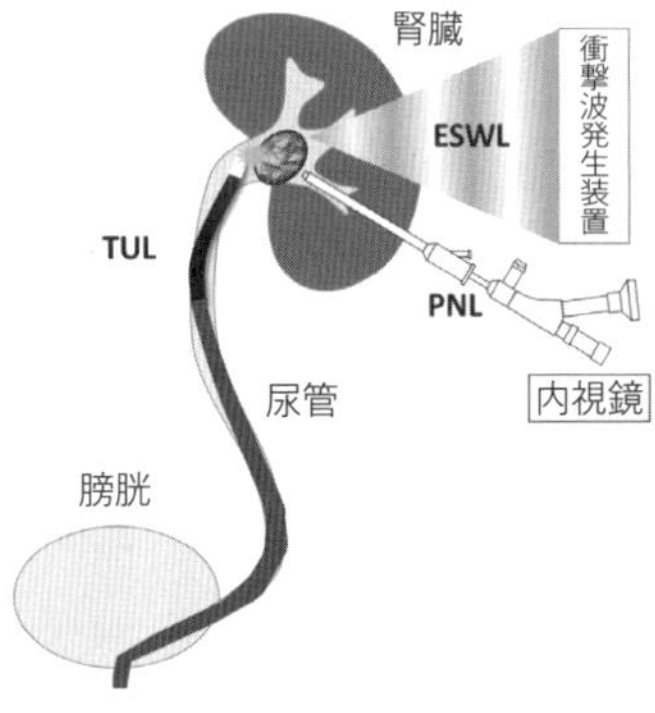

写真3　ESWLを受ける男性

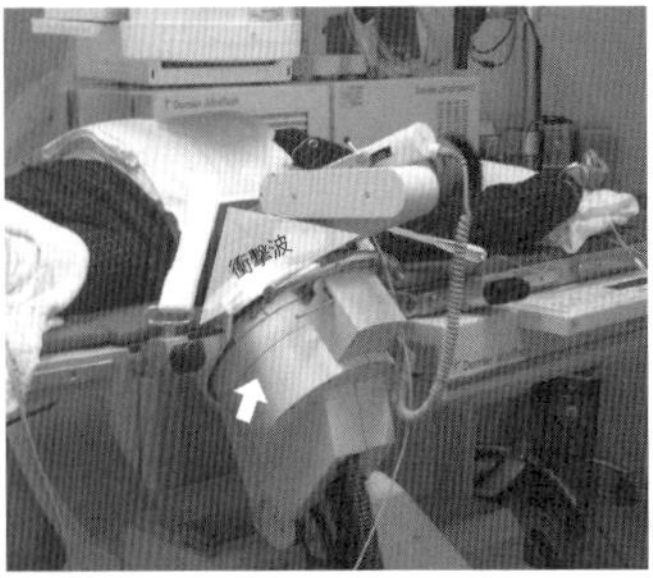

体外の衝撃波発生装置（矢印）から衝撃波を当て、体内の結石を砕く

そうなると以前は、開腹手術がなされていたのですが、現在は内視鏡での治療が可能になっています。

ひとつ目は「経尿道的砕石術（ＴＵＬ）」です。尿管鏡と呼ばれる内視鏡の性能がよくなったことから、最近では最も多い手術になりつつあります。

直径３㎜程度の尿管鏡で結石にアプローチし、レーザーで結石を破砕します。以前は尿管結石だけに対するものでしたが、腎結石にもできるようになりました。尿道から尿管鏡を腎臓まで進め、結石を砕き、鉗子《かんし》で摘出します。以前は15㎜程度の結石までが適応範囲でしたが、最近は20㎜程度まで適応しています。

20㎜以上の腎結石に対しては、「経皮的砕石術（ＰＮＬ）」が行われます。特にサンゴ状結石といって、腎盂《じんう》や腎杯《じんぱい》を埋めつくすような結石（写真４）には、最初からこの手術を試みます。

この手術は皮膚に孔《あな》を開け、腎臓まで内視鏡を挿入し、結石を砕くというものです。かつては直径９～10㎜ぐらいの孔が必要で、手術に伴う出血や、術後に腎機能障害が出るという問題がありました。

しかし最近は、孔をより小さく直径６㎜以下に、さらには超音波で腎臓の血管がどこにあるか特定しながらできるようになり、出血などを抑えられるようになっています。手術後には、この孔に尿の排出や止血のための人工チューブを入れていましたが、これを使う期間も短縮され、一切使わない場合も出てきました。こうして、早期の退院が可能になっています。

写真4　矢印の先が左腎盂を埋めつくす大きなサンゴ状結石

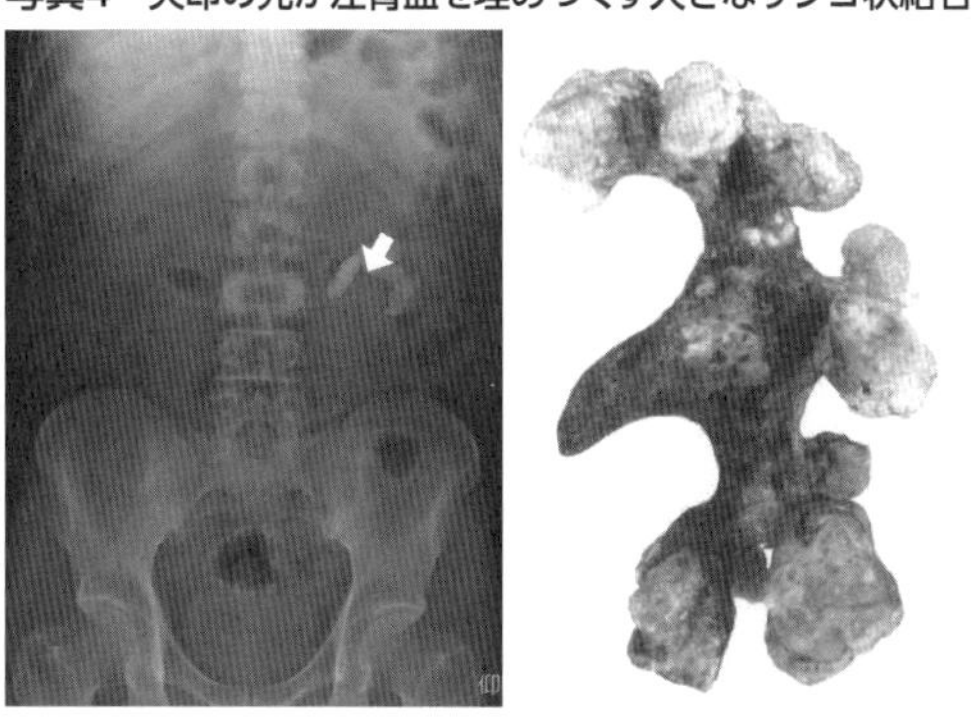

再発しやすいので予防が大事！

尿路結石で厄介なのが、再発です。

5年で約50％の方が再発します。しかし、予防することが可能な病気でもあるので、何度も再発する場合は、何が原因かしっかり調べてもらうことがとても大切です。

再発予防の第一歩は、結石成分の分析です。できた結石がシュウ酸カルシウムやリン酸カルシウムからなるカルシウム結石なのか、尿酸結石なのか、はたまた感染に伴う結石なのか、で対策が変わってきます。原因が特定できれば、その物質を尿中から減らせばよいわけです。採血や尿の生化学検査も、原因をつき止めるのに役立ちます。

ほかの病気が結石の原因であることもあります。副甲状腺機能亢進《こうしん》症、クッシング症候群などの内分泌性疾患、尿細管性アシドーシス、そして潰瘍《かいよう》性大腸炎やクローン病に伴う高シュウ酸尿症などが考えられます。ほかの病気の治療薬が原因となることもあります。

最も多いのはカルシウム結石です。これにはさまざまな予防策があります。

1つ目は、水分をしっかり摂ること。1日の尿量が1ℓでは結石形成の危険度が増加し、2ℓ以上で低下するといわれています。

2つ目は、生活様式の改善。具体的には運動と、肥満、ストレスの解消です。朝昼晩の3食をバランスよく食べ、夕食から寝るまでの時間を長くとることも大切です。

3つ目は、食事内容。「動物性タンパク、シュウ酸、塩分、砂糖、脂肪の過剰な摂取を制限して」とお話ししています。結石の原因になるのではと、カルシウムの摂取を控える方がいますが、これは真逆です。

口から摂取したカルシウムは、腸管内でシュウ酸と結合し、体内に吸収されにくくなります（図表6）。尿中のシュウ酸が多い方には、特にカルシウムの摂取が有効です。シュウ酸を多く含むタケノコやほうれん草、大根は、おひたしや煮物に鰹節《かつお》、ちりめんじゃこなどをくわえて、紅茶やホットチョコレートにはミルクを混ぜるなど、カルシウムを含む食材と併せて摂るとよいでしょう。

4つ目は再発予防のお薬を使うこと。カルシウム結石ができやすい人は、尿のpHが酸性に傾いているため、尿をアルカリ化して、尿の中で結晶ができにくくする薬を使用します。クエン酸製剤、尿酸の産生を抑制する薬剤、そして尿中のカルシウムを低下させるサイアザイド系利尿剤、マグネシウム製剤などが有効であるといわれています。

尿酸結石の場合は、尿酸が尿中に多く排せつされることが原因です。

予防法は確立されており、まずは食事や生活習慣の改善です。石を出すのにビールが有効なのでは…という話がありましたが、ビールには尿酸のもとになるプリ

図表6　シュウ酸の吸収を減らすために

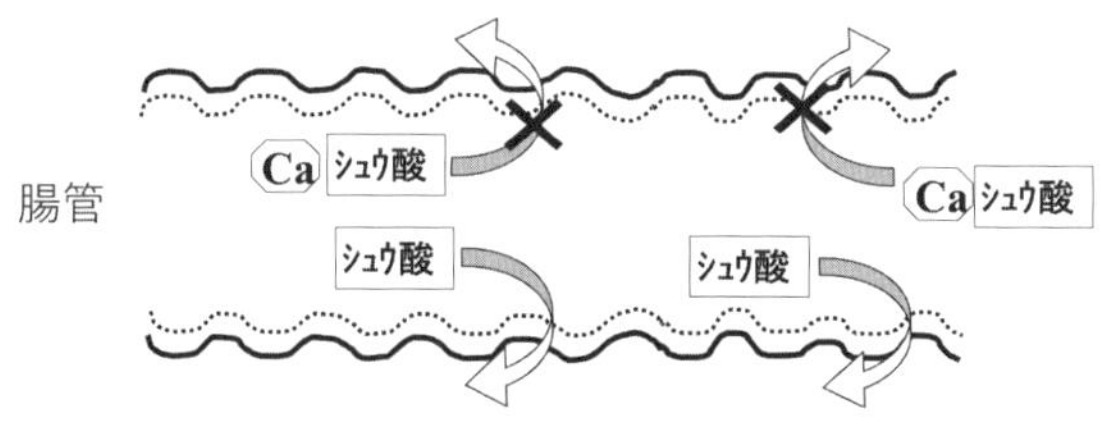

食事からのシュウ酸は腸管から吸収されるが、
カルシウムと結合すると吸収されない。

ン体がかなり含まれています。お酒を飲むなら、プリン体の少ないもの（蒸留酒など）がオススメです。

尿をアルカリ化する薬も、非常に有効です。尿酸の溶解度が増え、結石ができにくくなりますので、酸性尿の方には特に効果的です。クエン酸製剤が主に使われていますが、尿酸生成抑制薬も有効です。血中または尿中の尿酸量を低下させる「アロプリノール」、「フェブキソスタット」、「トピロキソスタット」などの薬剤が使用されています。

まずは結石をつくらない健康生活を

尿路結石は、食生活との関連が非常に強い病気です。特に生活習慣病のひとつ、メタボリック・シンドロームはその元凶ともいえます。

尿路結石の患者さんが、高頻度で生活習慣病を合併していることは、国内外の疫学調査からも明らかで、メタボリック・シンドロームの要因を多く持つ患者さんほど重症であることがわかっています。

肥満が尿路結石の発症リスクになることは、古くから知られてきました。肥満のマウスや、脂肪をたくさん与えたラットなどで実験をすると、肥満動物で結石ができやすくなるのがわかります。糖尿病、高血圧、脂質異常症のコントロールも、結石の予防につながります。まずは食べすぎない、脂っぽいものを控えるなど、食事から意識していただくことが大切といえます。

疼痛発作に使用する薬剤	ボルタレン®座薬	座薬であり即効性が高い
	ロキソニン®錠	内服薬であり簡便
	カロナール®錠	内服薬であり簡便
	アセリオ®	点滴での使用
排石促進に使用する薬剤	ウロカルン®	生薬
	猪苓湯	漢方薬剤
再発予防に使用する薬剤	サイアザイド系利尿剤	カルシウムの排せつを抑制
	マグネシウム製剤	カルシウム結石の予防
	クエン酸製剤	カルシウム結石、尿酸結石に使用
	尿酸生成抑制剤	尿酸結石に使用

図表7
尿路結石に使用する代表的薬剤

酸化によるストレスや炎症も、尿路結石の要因として注目されています。抗酸化作用、抗炎症作用に効果のある薬剤や食べ物は、結石の予防に効果があるといわれています。薬であれば降圧剤の「アンギオテンシン受容体拮抗剤」や高脂血症治療薬の「スタチン」、食べ物では緑茶に含まれる「カテキン」などです。

くり返しになりますが、尿路結石はたいへん再発が多い一方で、努力次第で予防ができる病気です。

日常においては、将来の生活習慣病の予防につながる食生活の見直し、そして最も簡単で重要な、積極的な水分摂取をお願いしたいと思います。結石を予防することで、健康な生活へのカラダをつくっていきましょう。

図表8　バランスのとれた食事と生活で結石予防

1) 規則正しい生活
2) 適度の運動
3) 動物性タンパク質の過剰摂取制限
4) 一定量のカルシウム摂取の勧め
5) 過剰摂取の制限(シュウ酸, 脂肪, 塩分, 砂糖)
6) 適量摂取の勧め(穀物, クエン酸)

骨のお話
～「生涯現役」その思い、骨まで伝わっていますか？

名古屋市立大学医学部　臨床教授／三重北医療センターいなべ総合病院　院長　相田　直隆

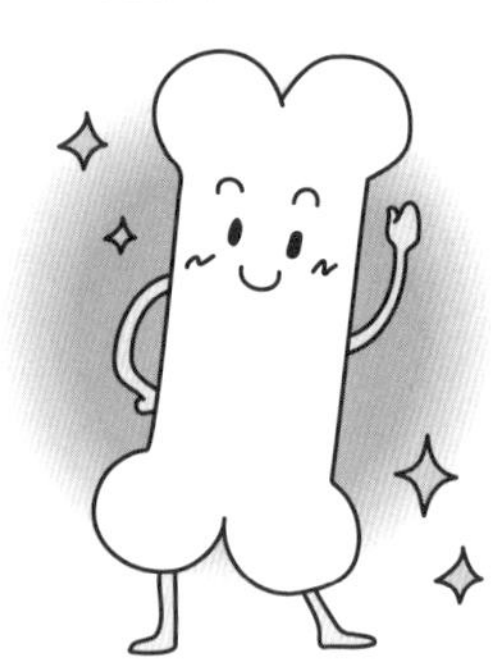

「生涯現役」、これは男女を問わず、すべての人の願いではないでしょうか。骨を知れば、それも可能になるかもしれません。

さまざまなもののテーマになる〝骨〟

10月8日は骨の日ですが、なぜでしょう？「ほね」の「ホ」の字は、「十」と「八」からできているからです。おわかりになりましたか？

ちなみに「世界骨粗しょう症デー」は10月20日です。このポスターのキャッチコピーが秀逸です。「三世代で守ろう骨の健康」、「骨々《コツコツ》とろう～カルシウム＋ビタミンD」などです。

２０１６年に世界骨粗しょう症財団が掲げたテーマは「LOVE YOUR BONES」でしたが、日本のポスターでは「あなたが骨まで愛してるって言ってくれたから」と粋なフレーズになっています。

♪私の願いはただひとつ、骨まで、骨まで、骨まで、愛してほしいのよ♪というフレーズが、城卓也の『骨まで愛して』という歌にありますが、奥さんや彼女から「本当に骨まで愛してくれるのネ」と聞かれ、即座に「もちろんさ」と答えられる男性は少ないのではないでしょうか。

骨をテーマにした映画や小説やドラマはたくさんあります。05年の米国のドラマ『ＢＯＮＥＳ―骨は語る―』は、現場に残された被害者の骨から事件を解決する、犯罪捜査ドラマとして有名です。最近では19年に封切りになった映画『洗骨』※1や※2『母を亡くした時、僕は遺骨を食べたいと思った。』があります。五木寛之の小説『青春の門』でも、主人公が亡き母の骨をかじって、故郷の筑豊から東京へ旅立つ姿が描かれています。このような「骨噛《か》み」の風習は、今でも日本各地で残っているようです。

骨の化石から恐竜は再生できる？

骨は生き物のすべての遺伝子情報がつまった大事な存在です。

もしも、化石の中に細胞の一部が残っていれば、ＤＮＡの取り出しは可能です。有名な科学雑誌「サイエンス」の10年5月号では、取り出されたＤＮＡから、ネアンデルタール人が現世のヨーロッパ人に近い存在だとわかったことや、現代人の中にネアンデルタール人のＤＮＡが生きているといった、衝撃的な話が発表さ

※1 『洗骨』
沖縄に古くから伝わる風習〝洗骨〟をモチーフにした家族再生の物語。主演は奥田瑛二、監督・脚本はガレッジセールのゴリが本名の「照屋年之」名義で担当した。

※2 『母を亡くした時、僕は遺骨を食べたいと思った。』
がんを宣告された母役の倍賞美津子と、息子役の安田顕の、家族愛を描いた感動作。

れました。そのDNAを取り出す苦労話は『ネアンデルタール人は私たちと交配した』（スヴァンテ・ペーボ著）に書かれています。

恐竜ともなると、ネアンデルタール人よりも650倍以上古い時代の生き物ですので、ハードルは高くなります。『ジュラシックパーク』のように、琥珀《こはく》の中の蚊からDNAを取り出すことはできるのでしょうか。残念ながら、白亜紀の琥珀は数が少なく、状態がいいものも少ないようです。ロマンとして、これからの科学の進歩を待ちたいと思います。

人間には骨がいくつあるのか

少しは骨に興味を持っていただけたでしょうか。脊椎動物にとって、骨は最も大事な存在です。指1本折っただけで、ピアニストはピアノを弾けませんし、野球の投手はボールを投げられません。足の骨を折ると、歩くことさえ難しくなります。

骨の役割は大きく5つあります。
①身体の支柱となる　②臓器を保護する（例・肋骨《ろっこつ》は肺を守る）　③筋肉の収縮を有効な運動に変える　④骨内腔の骨髄では、赤血球、白血球[※3]、血小板と抗体を産生　⑤カルシウムの貯蔵庫としての役割
では、全身の骨の数はいくつあるでしょうか？

※3　白血球のうち、リンパ球のT細胞は胸腺（胸骨の裏側にある臓器で、大人では退縮）で作られている。

答えは、204〜207個です。尾骨は3〜5個と個人差があり、年齢で違いがありますので、約200個と覚えておけばよいでしょう。

この数に含まれない特殊な骨に、「種子骨」（名前はゴマの実に似ていることに由来する）があります。これは爬虫《はちゅう》類以下には存在しません。腱や靱帯《じんたい》の中にあって筋肉の力を効率よく伝える、小さいけれど大事な骨です。手と足にそれぞれ2〜5個ずつ含まれています。種子骨で最も大きいものが膝蓋《しつがい》骨です。これはひざの曲げ伸ばしに大事な働きをしていますので、骨の数に数えられています。

骨の名前の由来

哺乳類の首の骨（頸椎《けいつい》）はいくつありますか？　クイズ番組では、「キリンと人間では同じ数ですか？」という質問がよく出題されます。

そうです。哺乳類の頸椎の数は7個で、人間もキリンも一緒です。これに対し、鳥類の頸椎の数は、哺乳類の2倍もあります。ですから白鳥の首はよく曲がり、フクロウの首は270度も回るのです。

頸椎の第1番目の骨・環椎《かんつい》は英語で「アトラス」といい、ギリシャ巨神の名に由来しています。ギリシャの主神・ゼウスに造反し、負けてしまった巨神・アトラスは、責任をとらされ、当時、天球が地上と接すると考えられていたアフリカ西部で永久に天球を支える、という罰を受けました。彼の体は岩に変わり、高い

図表1　頸椎

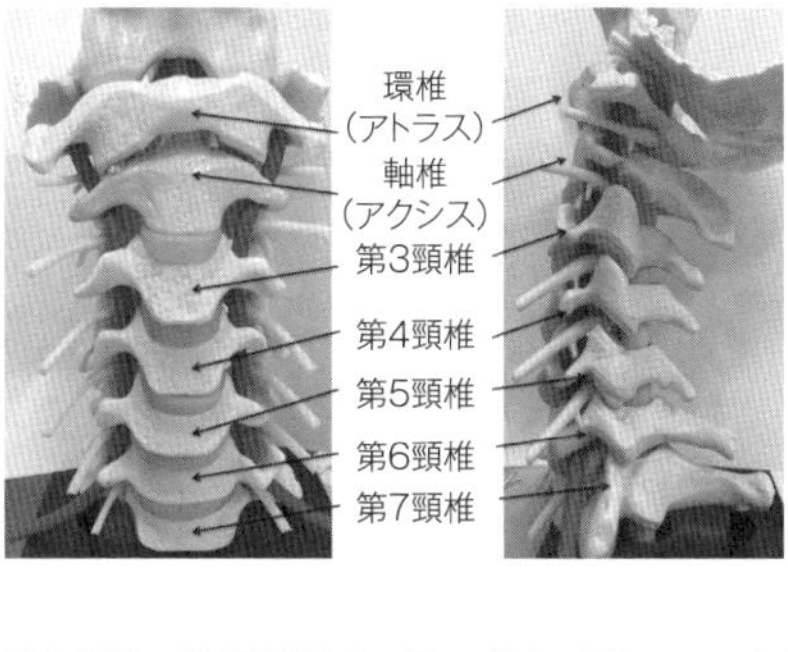

山々となって天を支え続けている、といわれています。そしてこの山々がアトラス山脈に、その西に広がる海を「アトラスの海」から「アトランティック・オーシャン（大西洋）」というようになったそうです。

ギリシャの作家・ポルックスは、頭蓋骨を天球に見立てて、第1頸椎を「アトラス」と命名しました。また、彼は第2頸椎を「アクシス（軸椎）」と命名しました。これはギリシャ語の「アクソン（軸）」に由来しています。環椎は頭蓋骨を乗せて、軸椎の歯突起を中心に回るからです。首の回旋の約50％は、ここで動いています。

この軸椎は、前から見ると座禅を組んだ、後ろから見ると合掌した仏様に見えるので、日本では〝のど仏〟とも呼ばれます（図表2）。そうです。軸椎は、火葬で骨つぼに骨を収めるとき、最上部にのせる骨です。

のどにはもうひとつ、〝のど仏〟があります。

男性が思春期になると、出っ張ってくるのどの軟骨で、「甲状軟骨」といいます。男性は声変わりのとき、声帯が1・3㎝も伸びて低音になるのですが、声帯の伸びに伴い甲状軟骨が前方に出て、〝のど仏〟になります。

ただし、旧約聖書では、これは人類の原罪によるもの、とされています。神はアダムとイブを作り、エデンの園に住まわせていましたが、〝善悪を知る木の実（禁断の実）〟だけは、食べることを禁じていました。ヘビにそそのかされたイブは、禁断の実を食べ、アダムにも勧めました。アダムがそれを口に入れたとき、神が現れたので慌てて飲み込みましたが、のどに引っかかってしまいました。それで、

図表2　第2頸椎（軸椎）〝のど仏〟

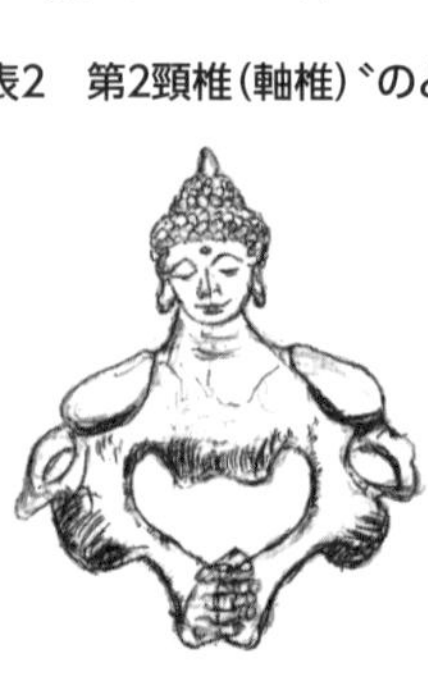

のどの膨らんだ部分を「アダムのリンゴ」といい、原罪の証拠として子々孫々の男子に伝えられているといわれています。

　ちなみに禁断の実は、リンゴと捉えられるのが主流ですが、ほかにブドウ・イチジク・トマト・小麦など諸説あるようです。骨の名前はややこしいものが多いですが、「謂《い》われ」を知ると親しみが湧きますね。

骨の成長

　今の若い人はスタイルがよくなったとか、ひざ下（スネ）が長くなったといわれます。

　北方民族の弥生人は、胴長短足でした。寒いところでは、体表面積を押さえるために手足が短く、体積を増やすために胴が長い方が、効率がよかったからです。

　現代っ子の成長は地球温暖化のせいでしょうか？　一番の原因は、栄養がよくなったことです。

　国立科学博物館人類研究所の馬場悠男氏によると、日本人の身長は古墳時代を頂点に徐々に低くなっていたのですが、明治維新以降に体格が向上してきています。明治4年の新聞雑誌に「天皇陛下は毎日2回牛乳を飲む」と記載されたことで、国民の間に牛乳を飲む習慣が広まりました。

図表3　日本人の身長の変化（女性）

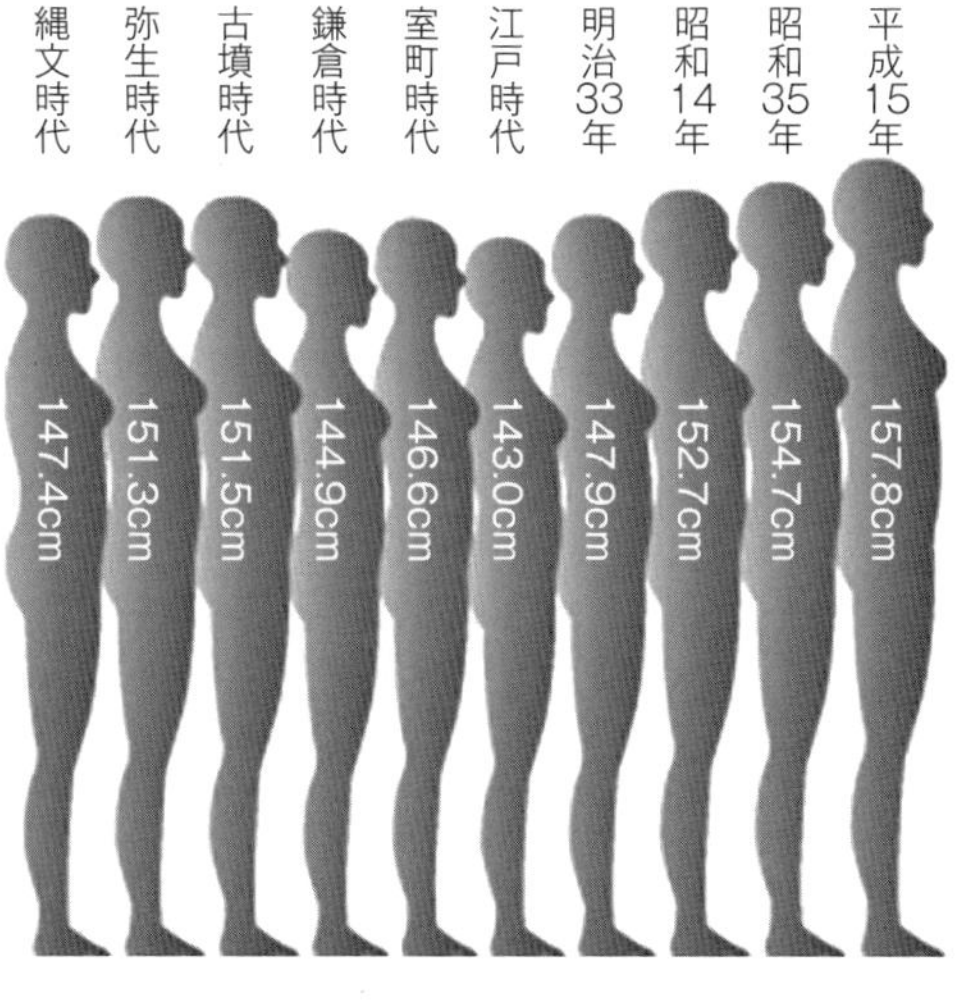

（一般社団法人Jミルクより）

特に変わったのが戦後です。成長期に牛乳を含めた動物性タンパクやカルシウムをしっかり摂ることで、縄文人が1万年かけて身長を3～4㎝伸ばしたところを、戦後の日本人は数十年で10㎝近くも大きくなっています。

スネの骨は、「弁慶の泣き所」「スネに傷を持つ」「親のすねをかじる」と言った弱いイメージしかありません。スネの骨は「脛骨《けいこつ》」と書き、ラテン語では「ティビア（笛の意味）」といいます。古代エジプト人は、人や動物の脛骨に穴を開けてたて笛にし、「シビ」と称していました。これが尺八の原型といわれています。どんな音がしていたか、想像をかき立てられますね。

この脛骨で、骨の形成を見てみましょう。骨形成には2つの形式があります。

①「骨膜性骨化」（骨膜内層から骨芽細胞ができ、これが骨をつくる）

②「軟骨性骨化」（まず軟骨ができ、そののち骨芽細胞が現れて、軟骨が骨に置換される）

です。

胎児のときに、軟骨から脛骨のひな形（胚軟骨）ができます。細長いひな形の中央部では軟骨細胞が破壊され、骨芽細胞（骨をつくる細胞）ができてきて、骨化が始まります。それが上下に向かって広がっていきます。

骨の両端の軟骨部（骨端線という）では、軟骨細胞が盛んに増殖し、長くなっていきます。やがて両端の軟骨の中央にも骨化点が現れて広がりますが、軟骨の増殖が止まり完全に骨化するまで、骨の上下への成長は続きます。成長が止まる

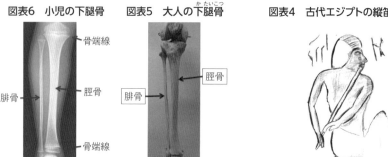

図表4　古代エジプトの縦笛（シビ）

図表5　大人の下腿骨《かたいこつ》

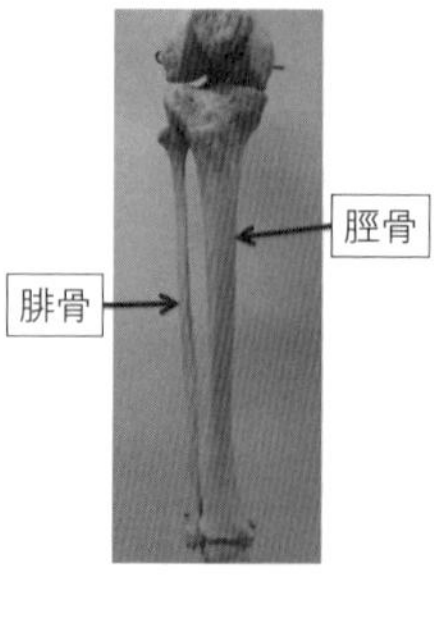

図表6　小児の下腿骨

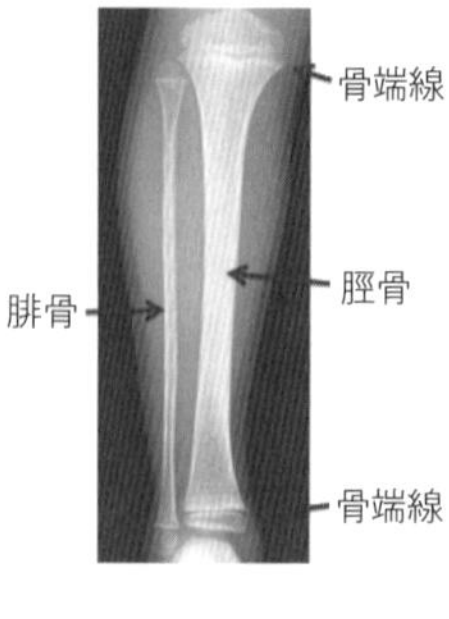

のが、ひざ側が19～20歳、足首側が17～19歳です。

では、骨の横への成長（骨が太くなる）はどのようにして起こるのでしょうか？ これは「骨膜性骨化」によります。

骨のひな形である軟骨は、軟骨膜で取り巻かれています。軟骨膜の内層の細胞が骨芽細胞となり、骨細胞となります。この時点で軟骨膜は骨膜となります。この骨膜の内面に新しい骨質ができて、骨層が加えられます。ちょうど木の年輪のようですね。

骨髄側にある内骨膜からは破骨細胞（骨を壊す細胞）が出てきて、古い骨を壊して骨髄腔を広げていきます。身長の伸びは20歳までに止まりますが、その後も骨量は増えていき、骨が最も強くなるのは34歳頃です。このときの骨の量を「最大骨量」といいます。この後は加齢に伴い、骨量は減っていきます。

骨のリフォームと必要な栄養素

「大改造!!劇的ビフォー・アフター」（テレビ朝日）という、一流の建築士が家をリフォーム（改築）する、私も大好きな番組があります。家の古くなった部分を壊し、新しい家を作っていきます。骨でも、破骨細胞が古くなった骨を強い酸を出して壊し、そ

図表7　骨の成長

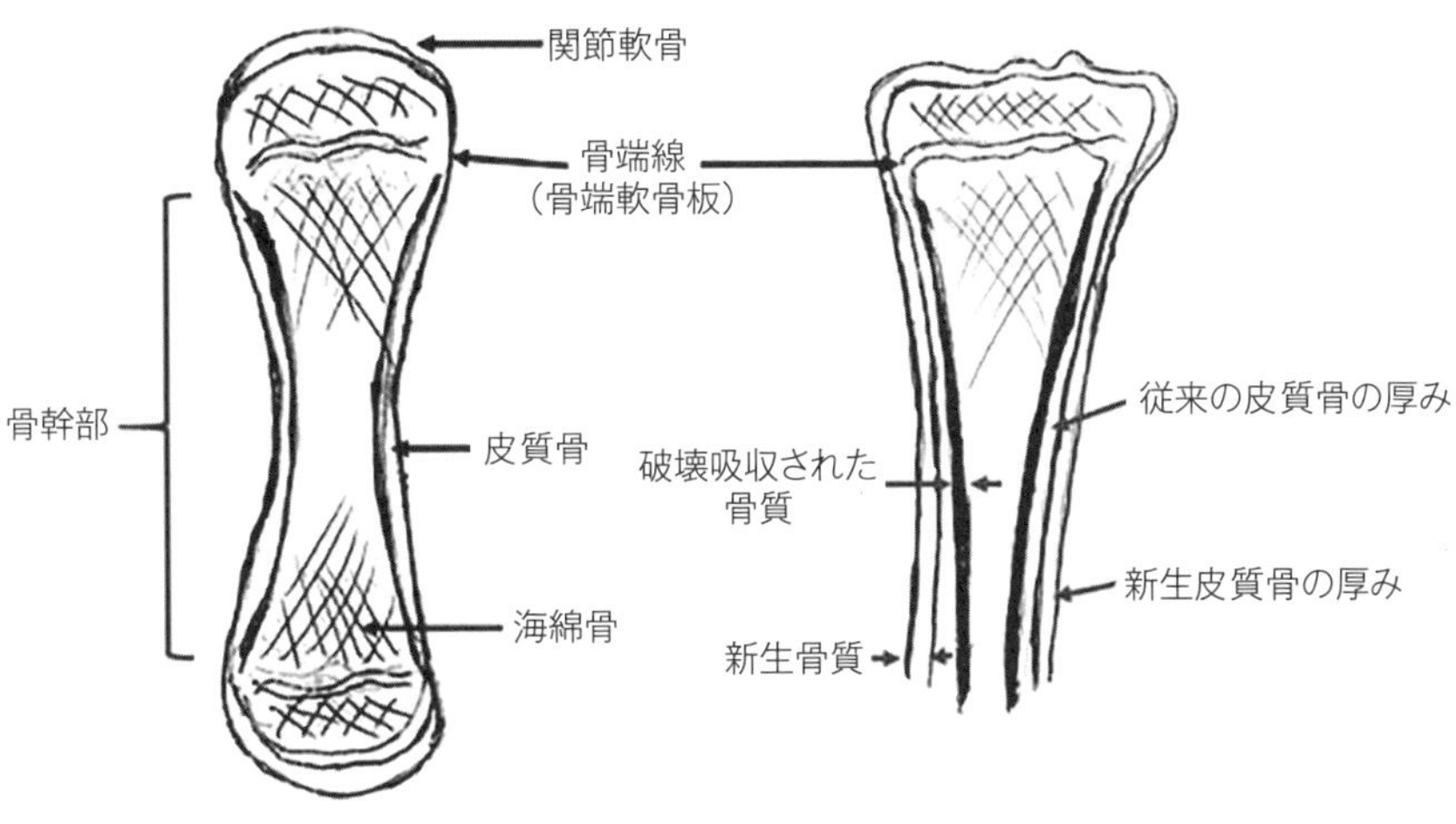

こに骨芽細胞が新しい骨をつくっています。
骨の場合は「リモデリング（改築）」といいます。改築を指示する一流建築士が、骨細胞です。1年で約20％の骨がリモデリングされますが、1カ所のリモデリングには、約4カ月かかります。

体の中のカルシウムの99％は骨にあり、残りの1％が血液と筋肉にあります。血中カルシウム濃度は非常に狭い範囲内で保たれており、この範囲から少しでもずれると、痙攣《けいれん》や吐き気、精神障害といった症状が出て、命に関わることさえあります。

カルシウム欠乏になると、血中のカルシウム濃度を保つため、骨からカルシウムが補充され、骨は細く弱くなります。十分量のカルシウムを摂ることが必要です。牛乳や乳製品は、含有量ばかりか、吸収率も非常によい食品です。

また、腸からのカルシウムの吸収にはビタミンDが必要です。ビタミンDは紫外線を浴びることでつくられます。紫外線にはＵＶＡ／ＵＶＢ／ＵＶＣの3種類がありますが、日焼けの原因でもあるＵＶＢが、ビタミンDをつくります。1日に必要な日光照射時間は15～30分、ただしガラス越しでは効果がありません。食品では、魚類や干しシイタケに豊富に含まれます。

骨芽細胞は、コラーゲン繊維を網のように張りめぐらせ、そこに「ハイドロキシアパタイト」（カルシウム10、リン酸6、水酸基2の割合でできています）というカルシウムをくっつけていきます。ちょうどビルを建てるときに、鉄筋の骨

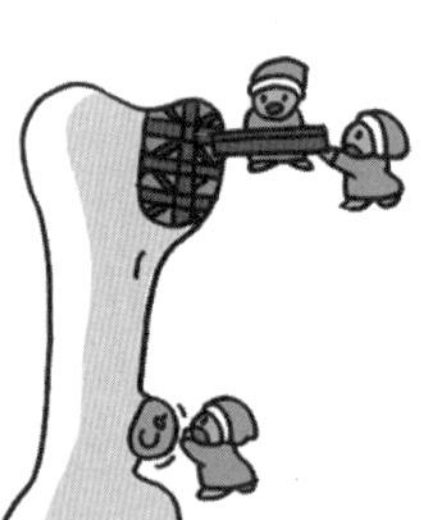

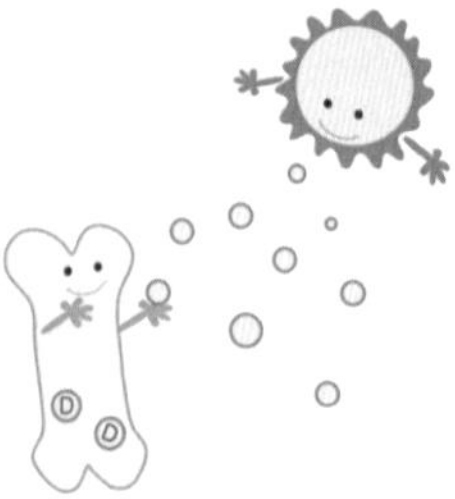

組みにコンクリートを流し込むようなものです。ビタミンKが不足すると、このコンクリートがシャビシャビになってうまく流し込めません。ビタミンKは納豆や緑黄野菜に多く含まれています。西日本に比べ、東日本で大腿《だいたい》骨頸部骨折が少ないのは、納豆の消費が多いからだともいわれています。

骨に長軸方向に衝撃を与え、骨細胞を刺激すると、骨形成が促進することも知られています。走ったり歩いたりの運動が大切な理由です。1日30分のウォーキングをお勧めします。歩けない人はつかまり立ちでもいいので、つま先立ちをして、かかとに重心をかけてストンと床に落とす『かかと落とし』をすると効果的です。1セット10回を1日3セットしてください。

骨にはあなた自身の情報がつめ込まれており、死後にも魂が宿り、5つのはたらきがあることをお話してきました。普段から骨を意識し、骨量を増やしていただければ、「生涯現役」は可能となるでしょう。

図表8　骨のリフォームと必要な栄養素

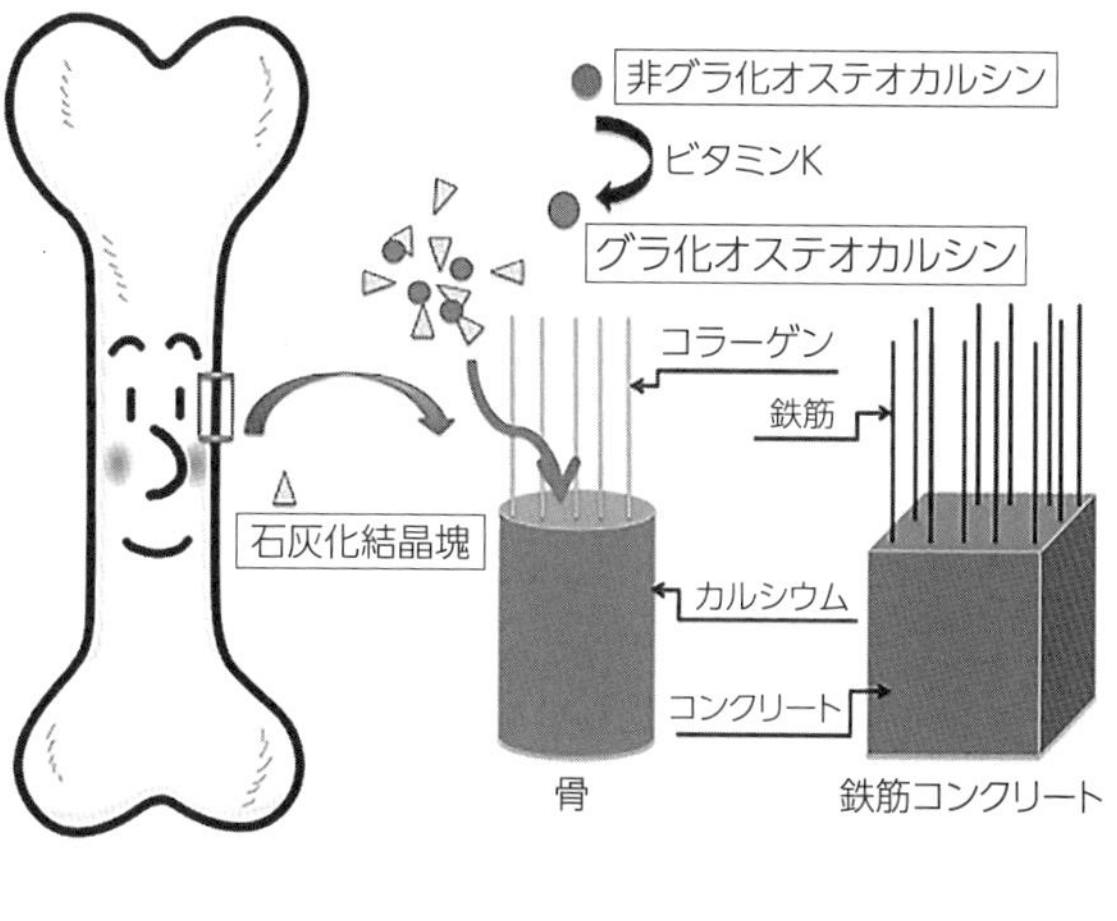

健康を支える食育
日本人の身体にあった食の選び方

看護学研究科がん看護・慢性看護学　准教授
小田嶋　裕輝

健康的な食生活を送るには、食べ物の「量」だけでなく「質」に着目することも重要です。生まれ育った土地の、伝統的な食べ物を食べる、ということに着眼し、新たな食の指針を考えました。

「食育」が抱える問題

「食育」という言葉について、皆さんはどんなイメージをお持ちでしょうか？食育基本法での定義を端的にいうと「健康な食生活を送ることができる人を育てること」。同法が２００５年に成立した背景には、栄養の偏りや不規則な食事、それらを起因とする肥満や生活習慣病が増加していることがありました。

今では学校や保育所、地域で食育が進められ、食育に関心のある方は国民の８割程度に達しています。一方、一人で食事をとる「孤食」の割合は増加しているといわれ、国民の３割が「面倒だ」「病気の自覚症状がない」などの理由から、

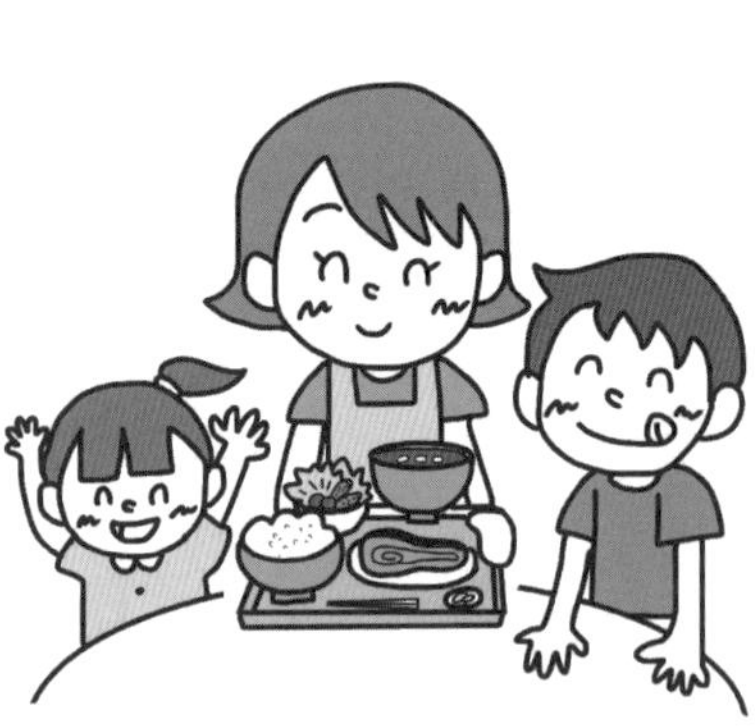

適正体重の維持や減塩などに気をつけた食生活を送っていません。

食生活は生活習慣病と密接な関連があります。病気を予防したり、進行を防いだりするためには、幼児期から成人期・高齢期まで、健康を守るための正しい食生活の知識を学び、食を選ぶ力を高めるための「食育」の場が必要だといえるでしょう。

その指導を誰が担うのかというと、身近な医療者である医師、管理栄養士、看護師が挙げられます。しかし、その方々が受けている栄養教育にも問題が見受けられます。

医師は栄養学を独立した科目として学んでおらず、管理栄養士は医療現場では医師のもとで活動するため、栄養食事療法などの知識を発揮できているかどうか疑問です。看護師には栄養の知識が不可欠ですが、履修する栄養学の単位はたった2単位。苦手意識を持ったまま、患者の栄養管理を行っているケースが多いと思われます。

このような状況下で、日本人がそれぞれ自身の健康に責任を持ち、主体的に食を整えるためには何が必要か、考えていきたいと思います。

従来の栄養学で不足しているものは何か

自分で「バランスのよい食」を整えるには、何を参考にすればいいのでしょうか。

厚生労働省は「日本人の食事選択基準」という指針を策定しています。健康の維持増進のために望ましい摂取エネルギーや栄養素の基準が示されていますが、専門的な内容で、読者の皆様の実践には用いにくいと思われます。

「五大栄養素」※1「三色食品群」※2「六つの基礎食品」※3など、摂取するべき栄養素を示す基準もあります。ただ、「五大栄養素」や「三色食品群」は、何をどのくらい食べたらよいのか、という量を示していません。「六つの基礎食品」は摂取すべき食品の量を示していますが、実際に食卓にのぼる「料理」からの視点はありません。

農林水産省と厚生労働省は、よりわかりやすい指針として「食事バランスガイド」を作成し普及に努めています。食材ではなく「料理」で、何をどれだけ食べたらよいかを量的に示しています。

また、これまでのアプローチとはまったく違った、栄養実践の中から生まれた考え方もあります。女子栄養大学初代学長の香川綾博士が考案した「四群点数法」で、食材を栄養的な特徴から4つのグループに分け、「何をどれだけ食べたら良いのか」を点数でわかりやすく示したものです。

バランスのよい食の考え方は、このようにいくつも考案されてきましたが、「どのような」食を選べばよいのか、という「質」にまで踏み込んだ基準はつくられていません。十分な量を食べていれば、身体に必要な栄養素は満たされるでしょうが、「質」の悪い食べ物が不調を招くこともあり得ます。従来の栄養学は、摂

※1　五大栄養素
食品に含まれる栄養素を、炭水化物、たんぱく質、脂質、ビタミン、無機質の5つに分類する方法。

※2　三色食品群
食品に含まれる栄養素を、体をつくるもとになる「赤」の食品、エネルギーのもとになる「黄」の食品、体の調子を整えるもとになる「緑」の食品の3つに分類する方法。

※3　六つの基礎食品
食品に含まれる栄養素を、魚・肉などの1群、牛乳・乳製品などの2群、緑黄色野菜の3群、その他の野菜・果物の4群、穀類・いも類などの5群、油脂類の6群に分類する方法。

取すべき食品の質に関する基準を提示できていなかった点で不十分だったといえるでしょう。

「食」とは何かを問い直す

私たち生命体にとって、そもそも「食」とは何かを考えてみましょう。

地球に誕生した生命体が、地球との一体性を保ちながら変化・発展し、現在の人間にまで至る、という一連の流れを、「いのちの歴史」と呼びます。

「食」とは生命体がその起源である地球との〝同一性を保つため〟の形のひとつだと、「いのちの歴史」を学問的に探究する医学者の瀬江千史氏は説明しています。瀬江氏によると、生命体は偶然地球から誕生したものですので、地球の大気や大地の成分を摂り入れ続けないと生きてゆくことができません。

しかし、私たち人間を含む動物は、単細胞生物のように細胞膜を介して地球の成分を直接摂り入れることができません。そこで地球の成分、あるいは地球の成分を摂り入れて育った動植物を、呼吸器官と消化・吸収器官を媒介として摂り入れる形態に進化しました。

私たち「人間の食」には、さらに、ほかの動物にはない特徴があります。人間は生まれながらの本能だけによって食するのではなく、生まれた後につくられてきた認識（考え方・思い方・感じ方）によって食生活を送ります。食に対する個人の認識が間違っていれば、健康を損ない、病気になってしまうでしょう。したがって、人間には健康を維持する正しい食生活の認識づくりが必要不可欠であり、食育の重要性や必然性があるのです。

適切な「量」と「質」の食とは

それでは、量と質の両方に着目して、食を考えるにはどうすればよいのでしょうか。そのために必要な考え方を2つ紹介します。

1つ目は、前述の「四群点数法」で、食品を4つのグループに分け、栄養のバランスを考える方法です。第一群は、乳・乳製品・卵。日本人に不足しがちな栄養を含み、栄養バランスを補完します。第二群は、魚介・肉類・豆・豆製品。筋肉や血をつくります。第三群は、野菜・イモ類・果物で、体のはたらきを円滑にします。第四群は、穀物・砂糖・油脂で、活力や体温のもととなるエネルギー源です。1点を80キロカロリーとし、第一群から第三群で各3点ずつ、残りは第四群で総カロリーを調整しながら摂取すると、食の栄養バランスが量的な面で維持できる、というものです。

2つ目は、「いのちの歴史」の考え方です。「いのちの歴史」は、生命体が、単細胞体、カイメン体、クラゲ体、魚類体、両生類体、哺乳類体、猿類体、人間体と進化してきた歴史を指します。これら各段階の生命体を食事の中に取り入れることが必要であり、大気を吸い、大地や海で育った植物や動物を摂ることが重要

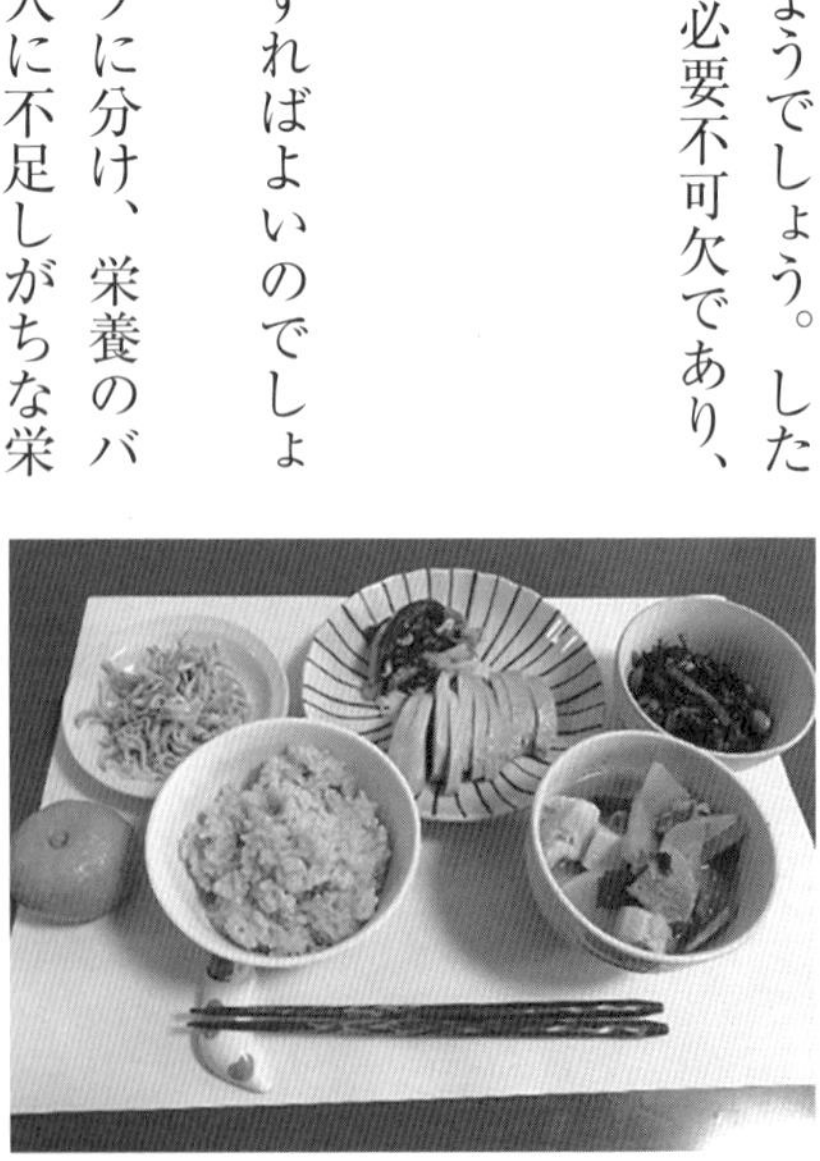

著者の食事の例①
(左上から時計まわりに)
・しらす(お酢を少量かけるとおいしい)
・中央の平皿は蒸し鶏に小松菜ともやしのナムル
・豆ひじきの煮物(ひじき、にんじん、椎茸、緑豆、大豆、こんにゃく)
・具がごろごろたっぷりの味噌汁(高野豆腐、にんじん、わかめ、キャベツ、しめじ、ほうれん草、大根)
・雑穀ご飯(胚芽米：玄米が4合：2合に、十六穀物を大さじ3入れて炊いたものの1膳分)
・みかん1個

だといわれています。特に野菜については、大地の成分をまるごと摂取したものとして、しっかり食べる必要があると考えられます。

武道家の橘美伽氏はその論文の中で、野菜であれば皮も葉も含めまるごと、単細胞段階であれば牛乳・乳酸菌・菌糸類・味噌、カイメンの段階であればワカメ・昆布など、人間から遠い段階のものを、できるだけ素材そのものでしっかりと摂るべきだと述べています。橘氏はさらに、日本人の身体の成長には、玄米・雑穀・味噌汁など日本土着の食物を摂ることが合っていると述べています。

なお、ここで牛乳や味噌が単細胞段階と位置づけられたのは、牛乳は牛の血液をもとに乳腺細胞がつくり出すものであり、味噌は微生物を使ってつくるものだからだと私は考えます。

バランスの悪い食は、肥満、やせ、病気になりやすい、疲れやすいなどの不調を招くほか、食を大事にしようという気持ちが失われる可能性があります。

また、外国の食物や加工品などは、近代までは日本人の身体が受け入れてきたものではありませんでした。それを突然かつ大量に摂取すると、身体の正常なはたらきに歪みが生じることとなり、そのような食生活が続くと大病（特にがんなど）になりかねません。

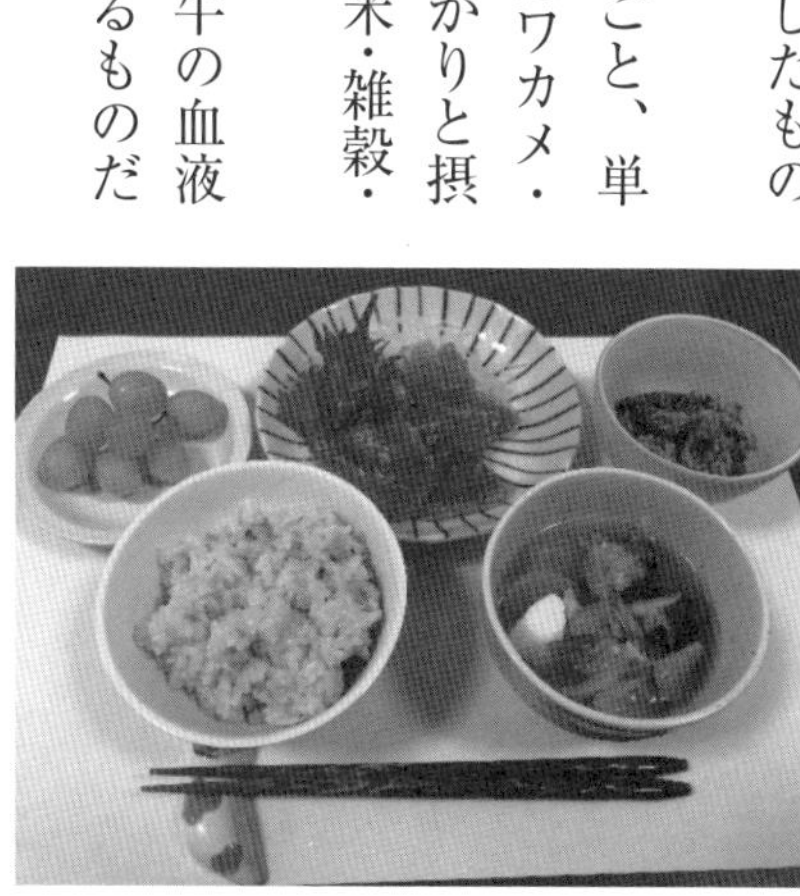

著者の食事の例②
（中央上から時計まわりに）
・マグロの刺身
・いんげんの胡麻あえ
・味噌汁（ブロッコリー、オクラ、ひらたけ、卵、にんじん、たまねぎ、小松菜）
・雑穀ご飯（胚芽米：玄米が4合：2合に、十六穀物を大さじ3入れて炊いたものの1膳分）
・マスカット

日本人の身体に合った食の選び方とは

先ほど紹介した「四群点数法」や「いのちの歴史」の考え方をふまえると、私たち日本人には、日本人にあった食生活があるのではないかという結論に行きつきます。

今の資本主義全盛の世の中は、自然のものをまるごと自然のまま食べるというよりも、加工して付加価値をつけたり、日本からはるかに離れた土地で生産・加工された食品を輸入したりで利潤を得る社会です。

しかし、食品はそうであってはならないと思います。日本人の食生活は、日本の大地・大気を吸って育ったものを調理して摂取することを基盤とすべきです。

そこで、私自身でも食の選び方のモデルを考案しました。翌々ページの図表の量的基準の欄は、四群点数法による「何をどれだけ食べたらよいのか」という量的基準を示しています。質的基準の欄は、いのちの歴史の考え方を参考に「食品を選択するポイントや、その具体例」である質的基準を示しています。また、旬の食材を選びやすいように季節ごとに分類しています。

日本人の食生活については、その土地のものや穀物食を中心に摂ることなど、見直しが勧められています。特に食育は、日本型の食生活を中心とした「味覚教育」、人間のホモサピエンスとして持っている食に対する能力や食の考え方を教える「健康教育」、食材のつくられ方を肌で学ぶ「食農教育」から構成されるべきだといわれています。

おわりに

私は幼少期から重症のアトピー性皮膚炎に悩まされ、成人期に入ってからも続いていました。しかし、アトピー性皮膚炎が食の病気だと知り、10年余りの間、今回示した食の選び方のモデルにかなった食生活を送りました。すると、毎日内服していたステロイド薬が不要となり、冬の乾燥や夏の汗で皮膚が悪化することもなくなりました。食の量と質を整え続ける生活により、皮膚の細胞に質的な変化がもたらされたのではないかと考えています。

今回示した食の選び方のモデルが、読者の皆様が日本人にふさわしい食育とは何かを考え、実際に行っていただく際の参考となれば幸いです。

量的基準	質的基準
群 同じ食品群でも、 それぞれ組成が異なるので、 種類を変えていく （1点：80㎉）	【いのちの歴史に沿った食品の考え方】 ①いのちの歴史：単細胞体→カイメン体→クラゲ体→魚類体→両生類体→哺乳類体→猿類体→人間体 ②なるべく大地で自然に育ったものを摂る。人間の段階から遠いものをしっかり摂る ③栄養価が高い旬の物を摂る。飼育環境や餌など育て方に着目する（たとえば、養殖より天然がよい） ④肉の摂取では、人間から遠い魚類や鳥類を第一次選択とする ⑤日本人が歴史的に摂取してきたものを選択する。ただし、天ぷら・揚げ物など自然界に存在しない温度で熱したものは避ける（タンパク質が高度に変性しているため） ⑥加工食品は摂取しない。見た目から原材料名が想像できないものは摂取を避ける ⑦原材料名を確認し、人工抽出物ができるだけ入ってない食品を選ぶ
第一群 乳・乳製品・卵 （3点：240㎉）	【すべて単細胞段階に位置づけられる】　＊食品は一例 ・卵（地鶏からの有精卵が理想）　・牛乳 ・発酵食品（ナチュラルチーズ、ヨーグルト） 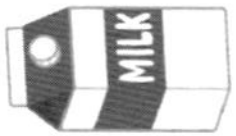 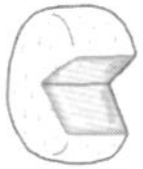
第二群 魚介・肉類・豆・豆製品 （3点：240㎉）	【第二群は、いのちの歴史に沿わない摂取になりがちなので、特に注意して各段階の食品を摂取する】 ＊食品は一例 **〈カイメン体〉** 【春】ひじき、もずく、わかめ 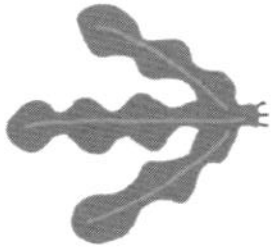 **〈クラゲ体〉** 【春】はまぐり、あさり、たこ 【夏】あわび、いか、しじみ 【冬】牡蠣 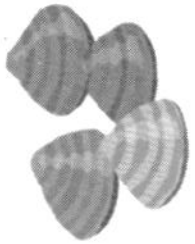 **〈魚類体〉** 【春】金目鯛、わかさぎ 【夏】あゆ、かんぱち、めばる、すずき 【秋】さんま、さけ、さば、カツオ 【冬】ブリ、マグロ、タラ、ヒラメ、カレイ ＊まるごと食べられる物がよい 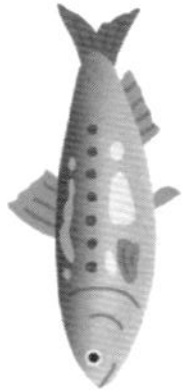 **〈哺乳類体〉** 鶏肉、羊肉、豚肉、牛肉など ＊自然に育てられた動物を優先する。 飼育環境や餌に注意する （たとえば鶏なら地鶏がよい） 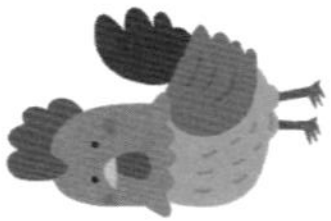

第三群 野菜・イモ類・果物 （3点：240㎉）	いのちの歴史：単細胞体→カイメン体→海藻・・・・・→植物（野菜など） ＊食品は一例（植物は、いのちの歴史において人間に近くないので、積極的に摂取することが望ましい）
	【春】キャベツ、アスパラガス、セロリ、ニラ、さやえんどう、菜の花、いちご、オレンジ類 【夏】トマト、ゴーヤ、ピーマン、きゅうり、なす、かぼちゃ、おくら、レタス、枝豆、ぶどう、メロン、なし 【秋】長芋、里芋、さつまいも、じゃがいも、タマネギ、キノコ類、ブロッコリー、チンゲン菜、栗、柿 【冬】大根、かぶ、ほうれん草、小松菜、長ねぎ、春菊、白菜、れんこん、にんじん、ごぼう、みかん、りんご、ゆず 【その他】乳酸菌（漬け物）、納豆、海藻 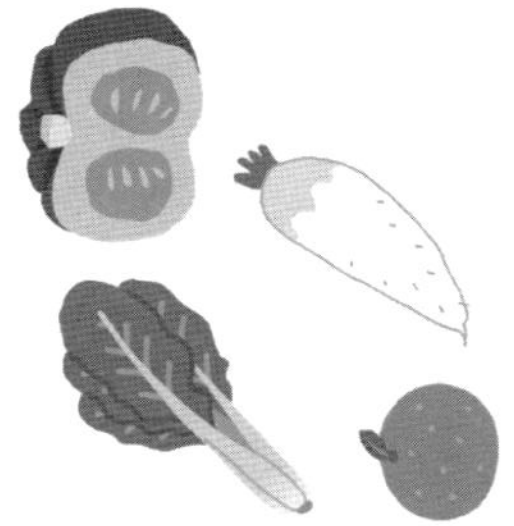
第四群 穀物・砂糖・油脂 （11点：880㎉を基準に活動量により増減）	いのちの歴史：単細胞体→カイメン体→海藻・・・・・→植物（穀物など） ＊食品は一例（穀物は、いのちの歴史において人間に近くない。よって、第一群から第三群で不足している分をエネルギー源として適量を摂取することが望ましい。なお、砂糖は人工ではない、自然生成の物の摂取がよい。また、油脂は人間に近くない、植物性がよい）
	・玄米、未精製砂糖　＊玄米フレークや玄米入りパンなど加工食品は避ける ・発酵食品（味噌、しょうゆ、あま酒など） 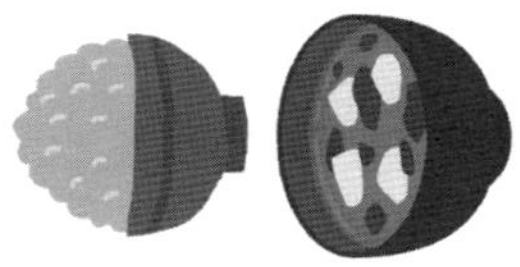

執筆者プロフィール

笹野 寛 ささの ひろし

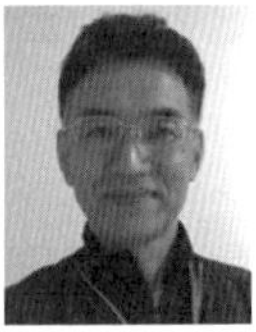

1987年名古屋市立大学大学院医学研究科修了。2010年名古屋市立大学病院病院教授を経て、2015年より医学部教授。
専門は、救急医学、麻酔科学、集中治療医学。

山岸 庸太 やまぎし ようた

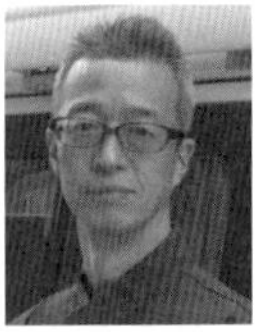

1990年順天堂大学医学部卒業。2019年より名古屋市立大学病院災害医療センター長。
専門は、救急医学、消化器外科、外傷外科、災害医療。
名古屋市消防長表彰を受賞。

松嶋 麻子 まつしま あさこ

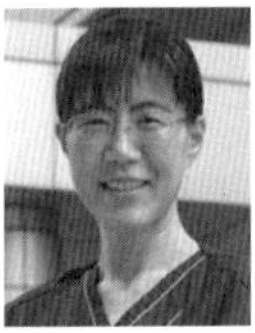

1999年名古屋市立大学医学部卒業。大阪大学大学院、高度救命救急センターとその関連病院を経て、2015年より名古屋市立大学医学部教授。専門は、救急医学(熱傷・外傷・中毒・敗血症など)。
敗血症診療ガイドライン、熱傷診療ガイドラインの作成や専門雑誌「救急医学」の編集に携わる。

服部 友紀 はっとり とものり

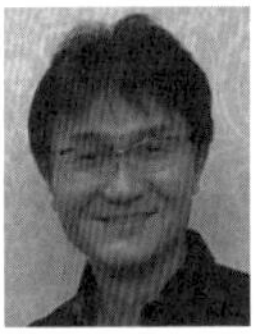

1994年名古屋市立大学医学部卒業。2013年藤田保健衛生大学(現:藤田医科大学)医学部准教授を経て、2015年より名古屋市立大学医学部教授。
専門は、救急、集中治療、災害医療、麻酔。
Best Basic Science by Pos-doc Trainee(Iowa大学)を受賞。

村上 信五 むらかみ しんご

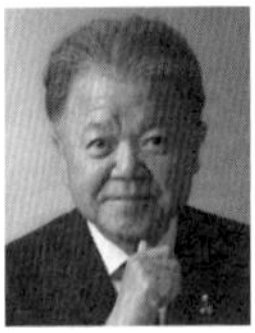

1980年愛媛大学医学部卒業。1998年名古屋市立大学医学部教授、副病院長を経て、2018年より名古屋市立東部医療センター病院長。
専門は、耳鼻咽喉科、神経耳科学。
日本医師会医学研究奨励賞を受賞。日本耳鼻咽喉科学会理事長。

今井 理紗《いまい りさ》

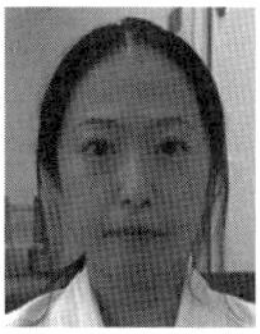

2019年名古屋市立大学大学院医学研究科博士課程修了。2015年名古屋市立大学病院臨床研究医を経て、2019年より医学部助教。
専門は、うつ病、不安症、心的外傷後ストレス障害、対人関係療法。
名古屋市立大学大学院医学研究科優秀論文賞など受賞。

小栗 鉄也《おぐり てつや》

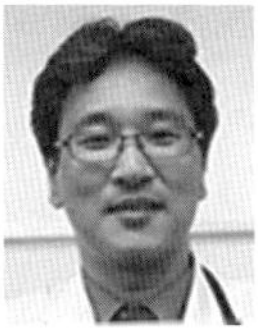

1998年広島大学大学院医学研究科修了。2014年名古屋市立大学医学部准教授を経て、2018年より教授・蒲郡市民病院呼吸器科特別診療部長併任。
専門は、呼吸器内科学、臨床腫瘍学。
名古屋桜仁会医学研究奨励賞を受賞。

新実 彰男《にいみ あきお》

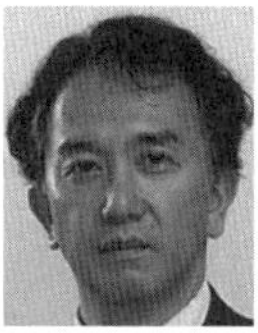

1985年京都大学医学部卒業。2008年京都大学医学部准教授を経て、2012年より名古屋市立大学医学部教授。
専門は、呼吸器内科学、ぜんそく、慢性咳嗽。
ベルツ賞1等賞、日本呼吸器学会熊谷賞を受賞。喘息ガイドライン専門部会部会長。

片岡 洋望《かたおか ひろみ》

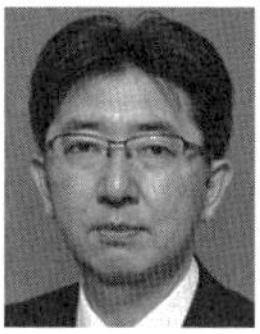

2000年名古屋市立大学大学院医学研究科修了。2015年名古屋市立大学病院内視鏡医療センター長を経て、2018年より医学部教授。
専門は、消化器病学,消化器がん。
日本消化器内視鏡学会学会賞などを受賞。

渋谷 恭之《しぶや やすゆき》

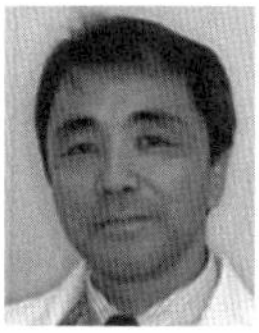

1989年九州大学歯学部卒業。2011年神戸大学医学部准教授を経て、2014年より名古屋市立大学医学部教授。
専門は、口腔外科学(口腔腫瘍、顎顔面インプラントなど)。
著作に『地域包括ケアと口腔ケア』。

杉浦 真弓 すぎうら まゆみ

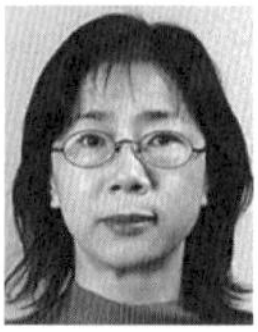

1985年名古屋市立大学医学部卒業。2006年名古屋市立大学医学部教授、2015年より不育症研究センター長兼任。
専門は、習慣流産、不育症。
中日新聞社中日文化賞を受賞。著作に『エビデンスに基づいた不育症・習慣流産の診療』。

田中 智洋 たなか ともひろ

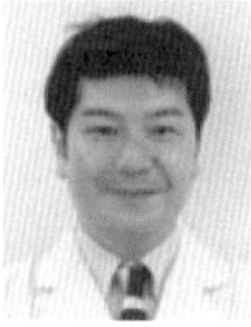

1998年京都大学医学部卒業。2012年京都大学医学部特定准教授を経て、2017年より名古屋市立大学医学部准教授。
専門は、内分泌・代謝内科学、肥満症。
井村臨床研究奨励賞、高峰譲吉学術奨励賞、日本肥満学会学術奨励賞を受賞。

安井 孝周 やすい たかひろ

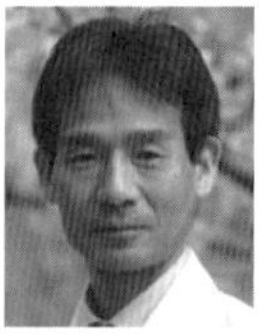

2000年名古屋市立大学大学院医学研究科修了。2009年海南病院勤務を経て、2010年名古屋市立大学医学部講師、2015年より教授。
専門は、ロボット手術、尿路結石、泌尿器科がん。
日本医師会医学研究奨励賞、米国泌尿器科学会他で受賞。

相田 直隆 あいだ なおたか

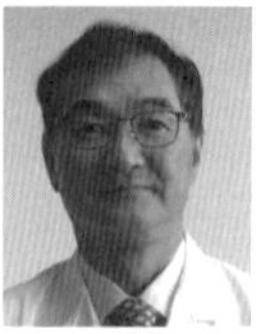

1987年名古屋市立大学医学部卒業。2003年いなべ総合病院副院長を経て、2018年より院長。
専門は、整形外科、関節リウマチ。Cervical Spine Research Society Best Poster Award(共同研究)を受賞。著作に『小児上腕骨外顆骨折の保存的治療』別冊整形外科26。

小田嶋 裕輝 おだじま ゆうき

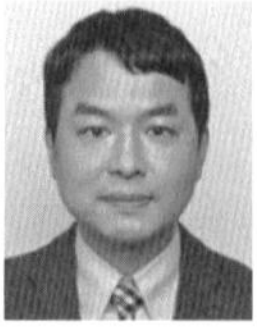

2017年札幌市立大学大学院看護学研究科博士後期課程修了。2016年名古屋市立大学看護学部講師を経て、2019年より准教授。
専門は、慢性看護学、慢性看護教育学。論文にDevelopment and validation of a chronic disease nursing education program for enhancing clinical reasoning ability in undergraduate nursing students, Nagoya J Med Sci, 82(3), 399 - 405 2020.など多数。

名古屋市立大学

NAGOYA CITY UNIVERSITY

公式HP ▶

1884年に開校した名古屋薬学校と1943年に開校した名古屋市立女子高等医学専門学校を源流とし、1950年に名古屋女子医科大学と名古屋薬科大学を統合して、医学部(旧制)と薬学部(新制)の2学部からなる公立大学として設立されました。

その後、地域社会の要請に応えて学術的貢献領域を拡充しつつ、経済学部、人文社会学部、芸術工学部、看護学部と、2018年春に開設された総合生命理学部の7学部7研究科を有する都市型総合大学に発展しています。地域に開かれ広く市民と連携・協働し、学部の壁を越え教職員が一体となって、優れた人材の育成、先端的研究の世界への発信、市民の健康福祉などの社会貢献に寄与しています。「知と創造の拠点」となるべく、それぞれの分野で、知性と教養に溢れ、創造力に富んだ次世代を担う有為な人材を輩出し続けています。

■学部学生…3,877名(男:1,755名、女:2,122名)　■大学院生…732名
■専任教員…525名(教授150名、准教授117名、講師103名、助教151名、助手4名)　※2020年度

桜山(川澄)キャンパス

【医学部・看護学部】
〒467-8601 名古屋市瑞穂区瑞穂町字川澄1

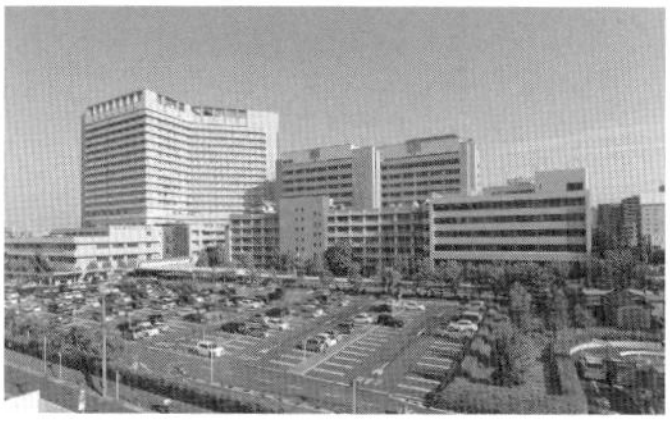

滝子(山の畑)キャンパス

【経済学部・人文社会学部・総合生命理学部】
〒467-8501 名古屋市瑞穂区瑞穂町字山の畑1

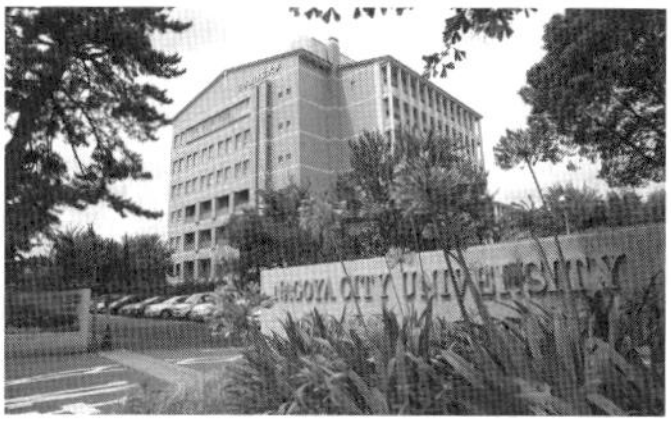

田辺通キャンパス

【薬学部】
〒467-8603 名古屋市瑞穂区田辺通3-1

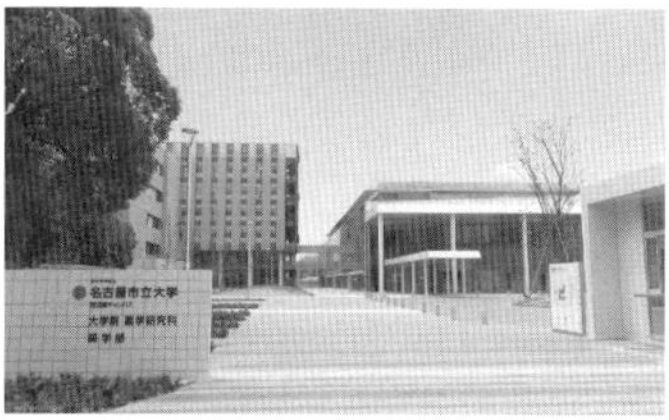

北千種キャンパス

【芸術工学部】
〒464-0083 名古屋市千種区北千種2-1-10

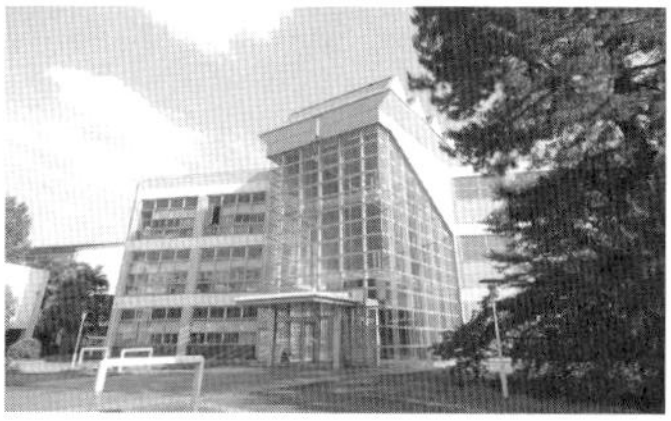

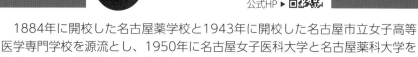

名古屋市立大学病院
NAGOYA CITY UNIVERSITY HOSPITAL

公式HP ▶

1931年に名古屋市民病院として、内科・外科・小児科・産科婦人科・眼科・耳鼻いんこう科・皮膚泌尿器科・理学診療科・歯科の９診療科で診療を開始して以来、名古屋女子医科大学附属医院などを経て、名古屋市立大学病院と改称。1966年に名古屋市瑞穂区瑞穂通から現在の場所に移転しました。

現在は35の診療科があり、2004年にできた17階建ての病棟・中央診療棟は臓器別、機能別のフロア構成となっていて、内科・外科・産科・小児科などの医師が共同でチーム医療を実践しています。2012年には東棟として喜谷記念がん治療センターもオープンし、地域がん診療連携拠点病院、がんゲノム医療連携病院、肝疾患診療連携拠点病院、総合周産期母子医療センターなどさまざまな施設認定を受けています。

大学病院として医学・医療の発展への貢献を目指すことはもちろん、地域の医療機関（病院）と連携し、地域医療連携を推進しています。

■病床数…800床(一般772床　精神28床)　■手術件数…10,104件/年
■外来患者数…465,124人/年　■入院患者数…247,787人/年
※2019年度

●診療科一覧

- ▶内科
- ▶消化器内科
- ▶肝臓内科
- ▶膵臓内科
- ▶呼吸器・アレルギー疾患内科
- ▶リウマチ科
- ▶循環器内科
- ▶内分泌・糖尿病内科
- ▶血液・腫瘍内科
- ▶脳神経内科
- ▶腎臓内科
- ▶外科
- ▶消化器外科
- ▶呼吸器外科
- ▶心臓血管外科
- ▶小児外科
- ▶乳腺外科
- ▶形成外科
- ▶整形外科
- ▶産婦人科
- ▶小児科
- ▶眼科
- ▶耳鼻いんこう科
- ▶皮膚科
- ▶泌尿器科
- ▶小児泌尿器科
- ▶精神科
- ▶放射線科
- ▶麻酔科
- ▶脳神経外科
- ▶歯科口腔外科
- ▶救急科
- ▶リハビリテーション科
- ▶病理診断科
- ▶臨床検査科

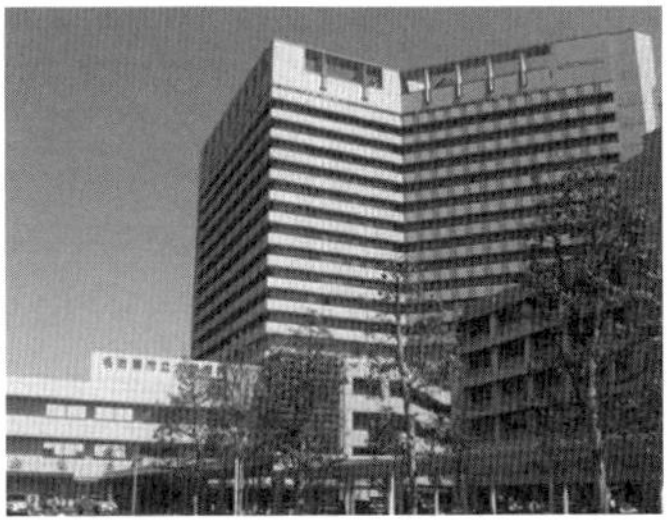

〒467-8602
名古屋市瑞穂区瑞穂町字川澄1

名市大ブックス②
コロナ時代をどう生きるか

2020年10月30日　初版第1刷　発行

編　著　名古屋市立大学
発行者　勝見啓吾
発行所　中日新聞社
〒460-8511 名古屋市中区三の丸一丁目6番1号
電話 052-201-8811（大代表）
052-221-1714（出版部直通）
郵便振替 00890-0-10
ホームページ https://www.chunichi.co.jp/nbook/
印　刷　長苗印刷株式会社
デザイン　全並大輝
イラスト　mikiko

ISBN978-4-8062-0770-2　C0047

名市大ブックス　既刊本

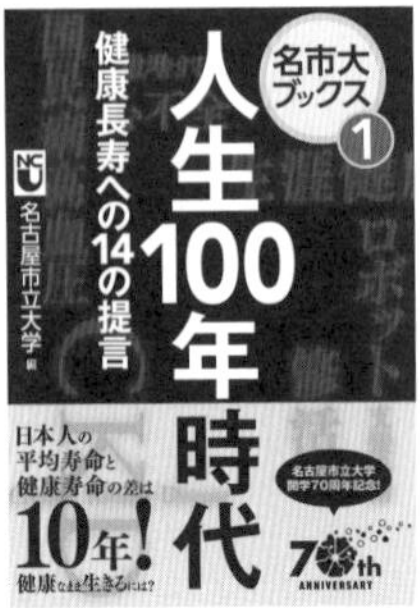

シリーズ第1弾

人生100年時代
健康長寿への14の提言

A5判　並製　160頁　定価1,000円+税
ISBN 978-4-8062-0769-6　C0047

収録記事

「生涯健康 イキイキ人生」
名古屋市立大学 学長 郡 健二郎

「激増する心不全 どう予防する?」
医学研究科循環器内科学 教授 大手 信之

「国民病「高血圧」と正しく向き合うために」
三重北医療センター菰野厚生病院 院長 小嶋 正義

「慢性腎臓病CKDを知り、予防しよう!」
医学研究科腎臓内科学 教授 濱野 高行

「脳梗塞の診断と治療」
医学研究科神経内科学 講師 大村 眞弘

「カテーテル治療がさまざまな脳の病気を解決!」
医学研究科脳神経外科学 助教 西川 祐介

「脳を護る　認知症にならないために、今できること」
医学研究科神経内科学 教授 松川 則之

「失明の原因第1位、緑内障」
医学研究科視覚科学 講師 野崎 実穂

「高齢者のめまい・ふらつきとその対策」
医学研究科耳鼻咽喉・頭頸部外科学 教授 岩﨑 真一

「からだの健康づくり　運動のヒント」
看護学研究科高齢者看護学 准教授 原沢 優子

「相談しづらいおしっこの悩み」
看護学研究科臨床生理学 教授 窪田 泰江

「お口の中の病気　良性腫瘍と嚢胞」
蒲郡市民病院歯科口腔外科 部長 竹本 隆

「ロボット支援手術は世界を変えるか?」
医学研究科消化器外科 教授 瀧口 修司

「人生のバトンを後世に渡すために」
医学研究科地域医療教育学 教授 赤津 裕康